I0407176

Die

Sirtfood-Diät

Gesund abnehmen & Fett verbrennen – mit dem
Schlankmacher-Enzym Sirtuin

von
Michael Iatroudakis

Bibliografische Informationen der Deutschen Nationalbibliothek: Die Deutsche Nationalbibliothek verzeichnet diese Publikation in der Deutschen Nationalbibliografie; detaillierte bibliografische Daten sind im Internet über dnb.d-nb.de abrufbar.

Copyright © 2017 / 1. Auflage

Cover-Gestaltung: Michael Iatroudakis

Kontakt über: www.my-kindle-ebooks.de

Fotos: www.shutterstock.com

Herstellung und Druck:
Siehe Eindruck auf der letzten Seite

Alle Rechte vorbehalten

ISBN-13: 978-1544669991
ISBN-10: 1544669992

Hinweis:

Diese Publikation wurde nach bestem Wissen recherchiert und erstellt. Verlag und Autor können jedoch keinerlei Haftung für Ideen, Konzepte, Empfehlungen und Sachverhalte übernehmen.

Die publizierten Tipps und Ratschläge sind als Hilfen zu verstehen, um jeweils zu eigenen Lösungen zu kommen. Bei offenen Fragen kontaktieren Sie bitte Ihren Hausarzt.

Das Buch ersetzt nicht eine medizinische Behandlung /Therapie oder eine krankheitsbedingte Ernährungstherapie/Beratung. Der Autor und der Verleger können keine absolute Garantie für Ihr persönliches Ergebnis übernehmen. Sie handeln in allen Fällen eigenverantwortlich.

Als Leserin und Leser dieses Buches möchten wir Sie ausdrücklich darauf hinweisen, dass keine Erfolgsgarantien oder Ähnliches gewährleistet werden können. Auch kann keinerlei Verantwortung für jegliche Art von Folgen, die Ihnen oder anderen Lesern im Zusammenhang mit dem Inhalt dieses Buches entstehen, übernommen werden.

Der Leser ist für die aus diesem Buch resultierenden Ideen und Aktionen selbst verantwortlich.

Reproduktionen, Übersetzungen, Verbreitung, Weiterverarbeitung oder ähnliche Handlungen zu kommerziellen oder nichtkommerziellen Zwecken sowie Wiederverkäufe sind ohne die schriftliche Zustimmung des Autors nicht gestattet.

Inhalt:

Einleitung

Wer heute abnehmen möchte, der steht einer unüberschaubaren Zahl von Diäten gegenüber. Die meisten dieser Diäten sind Trends, teilweise ungesund, nicht praktikabel oder sehr kompliziert umzusetzen.

Des Weiteren fehlt in der übergewichtigen Gesellschaft nach wie vor die Aufklärung darüber, dass eine Gewichtsreduktion nur **mit einer veränderten Lebenseinstellung einhergeht.** Viele Ratgeber, Kurse und Workshops sind zu einseitig bzw. haben nur daran Interesse, teure Produkte an den Mann bzw. an die Frau zu bringen.

Fakt ist …

… wer heute abnehmen möchte, muss – und daran führt kein Weg vorbei –, seine persönliche Lebensführung ändern.

Durch ein verändertes Essverhalten, ausreichend Bewegung und das Ganze über einen realistischen Zeitraum gesehen, gibt es keinen besseren Weg, als den eigenen **Stoffwechsel so zu manipulieren**, dass der Körper **letztendlich gezwungen ist, seine überschüssigen Pfunde zu verlieren.**

Die oben genannten Maßnahmen habe ich bereits in einigen meiner Büchern (**Die Steinzeit-Diät, die Ke-**

togene-Diät, die Smoothie-Diät, die Kaizen-Diät) thematisiert. Basierend auf den drei Säulen: Geistige Einstellung, Ernährung und Bewegung.

Warum jetzt ein weiteres Diät-Buch? Wer meine anderen eBooks / Bücher kennt weiß, dass ich ein großer Fan von Superfoods bin.

Was sind Superfoods?

Superfoods sind Lebensmittel, die über einen hohen und konzentrierten Anteil an wertvollen Nährstoffen verfügen. Jeder Kultur entspringt eine Pflanze, welche einen besonders hohen Gehalt an Inhaltsstoffen aufweist. **Bei den Japanern ist es z.B. der Matcha Tee, bei den Afrikanern der Moringa Baum usw.**

...und genau hier setzt die Sirtfood-Diät an. Der Fokus liegt auf **hochqualitative Lebensmittel** (regionale wie auch exotische Superfoods), die man während der Gewichtsreduktion konsumiert, aber auch beibehält, sobald man sein Wohlfühlgewicht erreicht hat.

Daher sollte man die Sirtfood-Diät nicht als eine kurzfristige Diät betrachten, sondern vielmehr als eine langfristige Ernährungsumstellung mit vielen positiven gesundheitlichen Aspekten.

Des Weiteren möchte ich, und das bereits schon in

der Einleitung, zwei gängige Mythen in der Diät-Welt entzaubern.

Fangen wir mit dem ersten Mythos an:

Abnehmen ohne Sport

Es wird immer wieder behauptet, dass man auch ohne Sport abnehmen kann, aber den besten Erfolg und vor allem langfristig, erzielen Sie immer, wenn Sie während der Gewichtsreduktion eine negative Energiebilanz mit einer sportlichen Aktivität kombinieren. Alles andere ist eine halbherzige Lösung.

Die Sirtfood-Diät reduziert nicht nur nachweislich das Körpergewicht, sondern **stärkt nachhaltig auch das Immunsystem** und baut Muskelmasse auf, vorausgesetzt, die Sirtfood-Diät wird mit sportlichen Aktivitäten kombiniert.

Das Thema: **„sportliche Aktivität"** werde ich in einem späteren Kapitel nochmals ansprechen.

Kommen wir zum zweiten Mythos:

Das Missverstandene Wort „Diät"

Das Wörtchen Diät hat in unserer heutigen Gesellschaft generell keinen guten Standpunkt, was meiner Meinung nach, völlig zu Unrecht geschieht.

In vielen Diät-Foren, lese ich immer die gleiche Frage: „Wie kann ich abnehmen ohne Diät?" Auch kürzlich las ich einen Artikel in einer bekannten Zeitschrift mit der Überschrift: „Abnehmen ohne Diät" wo ausführlich erläutert wurde, warum eine Diät nichts bringt. Auch bei Amazon gibt es zahlreiche eBook / Bücher mit dem Titel: **„Abnehmen ohne Diät".**

Auch viele unterschiedliche Institutionen (zum Beispiel: Fitness-Studios usw.) werben mit dem Slogan: „Abnehmen ohne Diät".

…ich frage mich manchmal, ob sich je einer mal die Mühe gemacht hat, **den eigentlichen Ursprung** des Wortes „Diät" einmal nachzuschlagen.

Was bedeutet eigentlich Diät?

Hierbei gibt es unterschiedliche Sichtweisen, die ich nun mal kurz auflisten möchte.

Sichtweise I:

Wenn der Volksmund „Diät" sagt, meint er meist eine mehr oder weniger kurzfristige Maßnahme, um lästige Pfunde (ohne viel zu tun) loszuwerden. Natürlich soll so eine Diät schnell wirken und nicht allzu lange dauern. Das Ergebnis nach einer Eier-Diät kennen wir alle. Warum? Weil man nach einer Diät mehr wiegt als zu Anfang. (Jo-Jo-Effekt)

Sichtweise II:

Wenn ein Arzt oder Therapeut „Diät" sagt, meint er meist eine Ernährungs- und Lebensweise, die auf die Behandlung einer bestimmten Krankheit (Fettsucht, Diabetes usw.) abzielt. Sehr trocken, sehr steif und sehr medizinisch und leider auch hier nicht immer von Erfolg gekrönt.

Sichtweise III:

Wenn die alten Griechen „Diät" sagten, meinten sie einfach eine gesunde Lebensweise.

Punkt.

Alle wichtigen Faktoren des Lebens sollten darauf ausgerichtet sein, dass es der Gesundheit des Einzelnen zugutekommt. Dazu gehören neben Essen und Trinken natürlich auch Bewegung, seelisches Wohlbefinden usw.

Sprich: <u>Gesundes Essen, Bewegung und das Ganze mit der richtigen geistigen, spirituellen Einstellung sind die drei tragenden Säulen, um langfristig sein Wunschgewicht zu halten.</u> Also, was spricht dagegen, die Sichtweisen der alten Griechen zu übernehmen und zu sagen:

Ja, ich mache eine Diät mit der Sichtweise, sämtliche

Elemente (Essen, Bewegung und geistige Einstellung) in mein eigenes Leben zu integrieren.

Die Sirtfood-Diät

Die Sirtfood-Diät soll zu einer bewussteren Ernährung führen und die vermehrte Einnahme von Sirtfoods hilft dabei, nicht nur eine Gewichtsreduktion herbeizuführen, sondern auch den Körper gesund zu erhalten, chronische Erkrankungen vorzubeugen und Ihnen mehr Lebensjahre zu schenken (natürliches Anti-Aging).

Was Sirtfoods sind, was die Sirtuine im Körper bewirken, wie die Sirtfood-Diät in der Praxis funktioniert, ist Kern dieses Buches.

Im Vergleich zu anderen Publikationen zum Thema: „Sirtfood-Diät" werde ich hier und da auch **ein paar kritische Worte miteinfließen lassen.** Am Ende finden Sie zahlreiche Rezepte und einen (simplen) 14 Tage-Plan, die dieses Buch abrunden.

Ich wünsche Ihnen eine Menge Inspiration.

Ihr
Michael Iatroudakis

Woher kommt der Name Sirtfood-Diät?

Entwickelt wurde die Sirtfood-Diät von Aidan Goggins und Glen Matten. **Die Sirtfood-Diät setzt, ähnlich wie die Low-Carb-Ernährung,** ganz besonders auf Proteine. Und zwar auf ein ganz bestimmtes Protein mit dem Namen: **„Sirtuin".**

Aidan Goggins und Glen Matten haben eine Testreihe mit 40 Probanden durchgeführt, die alle gesund sind und regelmäßig Sport trieben. Über sieben Tage lang haben die Tester zum einen Nahrungsmittel bekommen, die reich an Sirtuinen waren und zum anderen wurde der Diätplan auf 75 Prozent der empfohlenen Kalorienzufuhr pro Tag verringert. **Nach einer Woche waren alle vom Ergebnis verblüfft.** Denn die Kilos seien bei den Testprobanden geradezu gepurzelt.

Dennoch, bei der Sirtfood-Diät geht es weder darum vollständig zu hungern, noch auf bestimmte Lebensmittel dauerhaft zu verzichten. Vielmehr geht es bei der Sirtfood-Diät primär darum, die körpereigenen Sirtuine durch **bestimmte Lebensmittel anzuregen und zu aktivieren.** Sogenannte Sirtfoods werden bewusst in den Speiseplan eingebaut und ergänzt.

Eine Reihe von Lebensmitteln weist besondere Eigenschaften auf, welche in der Lage sind, die körpereigenen Sirtuine anzuregen. Lässt man diese

Die Sirtfood-Diät

Lebensmittel dauerhaft in seinen täglichen Speiseplan einfließen, spricht man von einer Sirtfood-Diät.

Der Name Sirtfood leitet sich aus dem Wort Sirtuin ab. Mit der Abkürzung **„Sirt"** wird eine Gruppe von Proteinen bezeichnet, welche den Körper aktiv vor Stress schützen. Durch sie wird der Zellstoffwechsel soweit heruntergefahren, dass er lediglich auf Sparflamme läuft. Das wiederum hat zur Folge, dass sich der Alterungsprozess in den Zellen elementar verlangsamt.

Sirtuine sind also nichts Anderes als Proteine, welche im menschlichen Organsimus sprich im Stoffwechsel bestimmte (wichtige)Aufgaben übernehmen. Einige von diesen Proteinen gelten **sogar als essentiell, also lebensnotwendig.** Detailliert gehen wir auf Sirtuine im nächsten Kapitel ein.

Was das Wort „Diät" bedeutet, haben wir bereits in der Einleitung ausführlich erläutert.

Was sind eigentlich Sirtuine genau?

Sirtuine, welche auch als Sir2-linke Proteine bezeichnet werden, bestehen aus multifunktionalen Enzymgruppen der Histon-Deacetylasen. Evolutionär sind sie im Organismus aller Lebewesen - Bakterien, Viren und Hefen sowie Würmern, Insekten, Säugetieren und vor allem auch im Menschen - hochkonserviert vorhanden.

Während einfache Organismen wie beispielsweise Bakterien lediglich ein einziges Sirtuin aufweisen, besitzen Hefen gar vier Sirtuine in ihrer Struktur. Der menschliche Organismus besitzt **sogar sieben** der (wichtigen) verschiedene Sirtuin-Enzyme.

Verantwortlich für die Regulation der Zellen wie beispielsweise Altersvorgänge, Transkription (Übertragung), Apoptose (Zelltod) oder **Stress-Resistenz**, leitet sich der Name Sirtuin vom Gen Sir2 ab.

Die Klassifizierung von Sirtuinen erfolgt nach ihrer Aminosäuresequenz. Da Sirtuine die Fähigkeit besitzen Enzyme, also Proteine zu modifizieren (=verändern), welche eine Schlüsselrolle in Bezug auf verschiedene Krankheiten beigemessen wird, rücken sie immer stärker in den Fokus der Wissenschaft und Forschung.

Die Tatsache, dass eine nicht unbedeutende Zahl an

Zielproteinen sogar bei pathologisch entarteten Zellen – wie es z.Bspl. bei zahlreichen Krebsformen der Fall ist - eine Rolle spielen, macht Hoffnung auf neue (und erfolgreiche)Therapieansätze und Behandlungsmethoden.

Im Fokus der aktuellen Forschung stehen jedoch auch elementare Enzyme, die Substrate von Sirtuinen aufweisen, welche mit der **Alzheimer-Krankheit, Morbus – Parkinson, Diabetes mellitus sowie Adipositas (Fettleibigkeit)** in Verbindung gebracht werden. Ihr Einfluss auf die Alterung menschlicher Zellen kann dazu beitragen, das Verständnis von Alterungsprozessen in den Zellen besser zu verstehen. Des Weiteren können dadurch neue Ansätze in der Therapie gewonnen werden.

Sirtuine befinden sich in Lebensmitteln, welche Inhaltsstoffe aufweisen, die eine hohe Sirtuinaktivität besitzen und dadurch die Aktivität von Sirtuinen im menschlichen Körper anregen. **Der Zellschutz und Zellstoffwechsel werden elementar durch Sirtuine bestimmt.**

Werden Sirtuine im Körper aktiviert, ist dies einer Ankurbelung des Stoffwechsels gleichzusetzen. Der Zellschutz wird aktiviert und die Zellalterung effektiv verlangsamt. Sirtuine sind demnach nicht nur in der Lage die Gewichtsreduktion zu fördern, sondern auch nachhaltig jung zu halten.

Sirtuine hilft im Körper die Produktion von freien Radikalen zu verringern, schützt die körpereigenen Zellen vor Schäden und Stress, wirken entzündungshemmend und verlangsamen langfristig gesehen den Alterungsprozess. Sirtuinreiche Lebensmittel kurbelt die Fettverbrennung an und setzt den Zellstoffwechsel auf Sparflamme.

Viele Lebensmittel, welche zu den Sirtfoods gezählt werden, sind bereits als Superfoods bekannt. Häufiger Irrglaube: **Sirtfoods enthalten selbst Sirtuine.** Dem ist definitiv nicht so. Die Funktion von Sirtfoods besteht ausschließlich darin, die Sirtuine im menschlichen Körper auf ein Maximum anzuregen.

Es gilt also: Je mehr (ausgewählte)Sirtfoods in den täglichen Speiseplan aktiv eingebaut werden, je höher ist die Anregung und Aktivität der körpereigenen Sirtuine. Das anheizen des **eigenen Stoffwechsels** sorgt unter anderem dafür, dass die Pfunde schneller purzeln, das Immunsystem nachhaltig gestärkt wird und Muskeln sich schneller aufbauen.

Kombiniert man verschiedene sirtuinaktivierende Lebensmittel – **Sirtfoods** – geschickt miteinander, liegt auch die Aktivierungsrate deutlich höher. Das eigene Wunschgewicht lässt sich auf diese Art und Weise deutlich schneller erreichen. Die Muskeln werden zudem effizient gestärkt und das Immunsystem nachhaltig aufgebaut.

Die Top 20 (Welche Lebensmittel enthalten viel Sirtuine?)

Die beiden Briten Aidan Googings und Glen Matten haben sich eingehend mit dem Thema "Sirtuine" beschäftigt und dazu ein Konzept entwickelt, welches die 20 Top Sirt-Lebensmittel hervorhebt:

Zu den wichtigsten Sirt-Lebensmitteln zählen:

#
Buchweizen

#
Chili

#
Datteln

#
Erdbeeren

#
Grüner Sellerie

#
Grünkohl

#
Grüner Tee

#
Kaffee

#
Kakao (Schokoladengehalt mindestens 85%)

#
Kapern

#
Kurkuma (Gelbwurz)

#
Liebstöckel

#
Oliven (Öl)

#
Petersilie (glatt)

#
Radicchio

#
Rotwein

#
Rucola

#
Soja

#
Walnüsse

#
Zwiebeln (rot)

Buchweizen ist beispielsweise reich an lebendigen Enzymen und Vitalstoffen. Hochwertige Mineralien und leicht verdauliche Proteine bilden die Basis von Buchweizen. Birds Eye Chili weist zudem antioxidative und appetitzügelnde Eigenschaften auf.

Reich an Glucose und Fructose sind Datteln insbesondere für **Diabetiker gut verträglich.** Mineralstoffreich enthalten die süßen Früchte viel Kalium, Kalzium, Eisen, Kupfer, Zink, Magnesium und Phosphor. Seltene B-Vitamine wie Vitamin B3 und Vitamin B5 sowie Vitamin C sind ebenso reichlich in Datteln enthalten.

Auch Erdbeeren sind reich an Vitamin C, Flavonoide und Antioxidantien. Reich an **Vitamin A, B und C und reich an Mineralstoffen** wie Kalzium, Magnesium, Mangan, Kalium und einem essentiellen Öl, welches die optimale Funktion der Nieren unterstützt ist beispielsweise Sellerie. Er wirkt auch harntreibend, was der Entwässerung förderlich dient.

Grünkohl enthält sehr viele Vitamine und Mineralstoffe. Vitamin C im Überschuss und mehr Vitamin A als Karotten. Bis auf Vitamin B12 enthält Grünkohl alle B-Vitamine und große Mengen an Biotin, zudem Kalzium.

Petersilie enthält nennenswerte Mengen an **Vitamin A, C und E** und Mineralstoffe wie Kalzium, Kalium und Eisen. Rucola enthält etwa die gleichen Nährstoffe wie Blattsalat und gehört als Sirtfood auf jeden Sirtfood-Diät-Speiseplan.

Walnüsse sind reich an pflanzlichem Eiweiß, ungesättigten Fettsäuren, Vitaminen und Mineralstoffen. Vitamine wie beispielsweise Vitamin A, B-Komplex, C und etwas weniger Vitamin E und Mineralstoffe wie Kalzium, Zink und Eisen machen diese Nuss so gesund.

Zu den weiteren elementaren Lebensmitteln zählen:

Diverse Äpfel, Brombeeren, Cranberries, Goji-Beeren, Himbeeren, Johannisbeeren (schwarz), Kumquats, Pflaumen und rote Trauben. Weiterhin gelten auch: **Artischocken, Brokkoli, Brunnenkresse, heller Chicorée, dicke Bohnen, grüne**

Bohnen, Endiviensalat, Pak Choi, Schalotten, Spargel, weiße Bohnen und weiße Zwiebeln als Sirtfoods.

Auch schwarzer Tee und weißer Tee werden unter dem Aspekt Sirtfoods immer wieder in Erwähnung gebracht.

Popcorn, Quinoa und Vollkornmehl bilden die Sirtfood-Basis im Bereich vollwertiger Getreide. Kräuter und Gewürze wie **Chili (alle Sorten), Dill, Ingwer, Minze, getrockneter Oregano, getrockneter Salbei, frischer Schnittlauch und frischer oder getrockneter Thymian**, zählen ebenso zu den nennenswerten Sirtfoods und sollten auf keinem Speiseplan fehlen.

Nüsse und Samen wie Chia-Samen, Kastanien (essbar), Paranüsse, Pistazien und Sonnenblumenkerne sollten ebenso dauerhaft in den täglichen Speiseplan integriert werden.

Bevor wir in die Praxis übergehen, werden wir uns gemeinsam ein paar Sirtfoods näher betrachten.

6 Sirtfoods im Fokus

1. Grüner Tee

Hier kann ich eindeutig den Matcha-Tee empfehlen.

Der Matcha-Tee

Matcha, **"Der Schaumschläger aus Japan"** liegt im Trend. Seitdem auch Film- und Fernsehstars das Grüntee-Wunder als **Anti-Aging- und Gesundheitsmittel entdeckt haben** - vor allem als Ersatz für den Kaffee - ist Matcha Tee das neue Modegetränk. Im Zuge dieses Trends sind Matcha-Drinks in den Regalen der Supermärkte zu finden.

Auch wenn dieser Instant-Gedanke weit entfernt ist von dem, was der Matcha in Japan darstellt: Positiv an der Entwicklung ist, dass mit diesem Tee Eigenschaften neu entdeckt werden, die Menschen schon seit vielen Jahrhunderten zu schätzen wussten. Matcha hilft, gesund, fit, schön und jung zu bleiben, so die Botschaft.

Wer die Philosophie rund um den Tee berücksichtigt, kann diese Eigenschaften und Wirkung durchaus bis zu einem gewissen Wirkungsgrad nutzen.

Tatsächlich ist Matcha(Tee) durch seinen hohen Gehalt an Antioxidantien ein hervorragendes Anti-Aging

Mittel. Und die anregend-aufmunternde Wirkung des Matcha ist in den westlichen, von Burnout geprägten Gesellschaften mehr als willkommen.

Polyphenole, der Wirkstoff im Matcha-Tee

So wurde Grüner Tee aufgrund seines hohen Gehalts an Antioxidantien unter anderem als Krebs verhütend bezeichnet. Antioxidantien sind winzige Bodyguards im Schutz gegen freie Radikale - aggressive Moleküle, die stets auf der Suche nach Zellen zum Andocken sind, wo sie die Zellstruktur schädigen.

Die Wirkungen dieser kleinen Biester sind unter anderem Altersprozesse (u. a. Hautalterung), **Entzündungen und Tumorwachstum.** Antioxidantien setzen sich an Freie Radikale, blockieren sie und verhindern die Oxidation. Eine an Antioxidantien reiche Ernährung wirkt vorbeugend auch gegen lebensbedrohende Krankheiten - vor allem die Vitamine A, C und E, die besonders in rotem, orangefarbenem und gelbem Gemüse und Obst vorhanden sind, machen das Lebenselixier aus.

Doch es ist besonders gesundheitsfördernd, nicht nur in rotbackige Äpfel zu beißen, sondern regelmäßig grünen Tee zu trinken: Sein Gehalt an Antioxidation ist 100-fach höher als der von Vitamin C.

Auch andere Krankheiten wie Alzheimer, Grüner

Star, vor allem Herz- Kreislauferkrankungen wie Bluthochdruck und sogar Diabetes, soll er positiv beeinflussen. Außerdem beugt Grüner Tee Karies vor aufgrund des hohen Gehalts an Flouriden und Parod-ontitis aufgrund seiner entzündungshemmenden, wundheilenden und keimfeindlichen Wirkung.

Eine der zahlreichen Beobachtungen ist das sogenannte Asiatische Paradox: Wo besonders viel Grüner Tee getrunken wird, treten trotz Zigarettenkonsum **weniger Krebs und Herz-Kreislauf-Erkrankungen** auf. In wie weit dies auch in Relation zu asiatischen Ernährungs- und Lebensgewohnheiten, auf europäische Verhältnisse übertragbar ist, ist noch nicht bekannt, lässt jedoch darauf schließen, dass Grüner Tee eine gesundheitsfördernde Wirkung hat.

Im November 2012 veröffentlichte Wissenschaft Aktuell Ergebnisse aus dem American Journal of Clinical Nutrition zu einer Langzeitstudie, die amerikanische Wissenschaftler mit 70.000 chinesischen Probandinnen durchgeführt hatten. Die Ergebnisse lassen den Schluss zu, dass regelmäßiger Genuss von grünem Tee möglicherweise das Risiko senken kann, an Magen-, Darm- oder Speiseröhrenkrebs zu erkranken. Wer an drei Tagen in der Woche jeweils drei Tassen grünen Tee trank, hatte nach einem halben Jahr ein geringeres Krankheitsrisiko als diejenigen, die gar keinen Tee konsumierten.

„Für sämtliche Krebsformen des Verdauungssystems sank das Risiko um **27 Prozent** bei den Frauen, die seit mindestens 20 Jahren regelmäßig Tee tranken", wurde Sarah Nechuta aus dem Forscherteam von Wei Zheng an der Vanderbilt University in Nashville zitiert. Zwar sei nicht auszuschließen, dass es andere Faktoren gegeben habe, die diesen positiven Effekt hatten.

Naheliegend sei jedoch, dass bekannte krebshemmende Tee Inhaltsstoffe wie Catechine, die Bitterstoffe im Tee, für den Zusammenhang verantwortlich seien. Wissenschaftler interessieren sich daher besonders für den im grünen Tee hohen Gehalt der Catechine - Polyphenole, die zu den Flavonoiden gehören. Sie sind wasser- und fettlöslich, also leicht aufzunehmen und zu verstoffwechseln.

Weitere Inhaltsstoffe, darunter wichtige Spurenelemente, sind Aminosäuren wie das Theanin, die als Bitterstoffe zu schmecken sind; die **Vitamine A, B, C, B2 und B12 sowie Kalzium, Kalium, Phosphorsäure, Magnesium, Kupfer, Selen, Zink, Nickel, Chrom, Mangan und Karotine.**

Ein Spezifikum des Matcha ist das Zusammenspiel von Theanin und Koffein. Das Koffein in dem Tee macht wach und munter, wirkt anregend und aufheiternd. Koffein im Tee wirkt dabei über den Darm auf das vegetative Nervensystem und lässt diese Wirkung anhalten - anders als das Koffein im Kaffee, das im Magen wirkt und nur einen kurzzeitigen Peak mit Ausstoß von Adrenalin, um im Nachhinein ein Tief auszulösen.

Im Matcha(Tee) wirkt nicht nur das an Gerbstoffe gebundene, schonend wirkende Koffein, sondern zudem das L-Theanin - Aminosäuren, **die eine beruhigende, harmonisierende Wirkung** haben. Diese Proteine wirken Stress und Angst entgegen, sie sorgen für ein Anhalten des Energieschubs über Stunden und bewirken dadurch eine bessere konstante Stimmung, eine stabile Emotionalität und eine höhere Konzentrations- und Lernfähigkeit.

2. Kakao

Viele kennen es, draußen ist es kalt, nebelig und nass und man fühlt sich auch genau ebenso. Viele kochen sich dann gern eine frische Tasse heißen Kakao gegen die Schlechtwetterlaune. Doch haben Sie sich schon einmal gefragt, woher der Kakao kommt, zu was er alles nützlich ist und was vor allem in ihm steckt?

Denn bei der Kakaobohne handelt es sich um ein wahres Vitalwunder. Bereits den Eingeborenen Amerikas war sie als Nahrungs- und Genussmittel bekannt. Die rohen Kakaobohnen beinhalten vielfältige Inhaltsstoffe, die positiv auf unseren Körper wirken, wie beispielsweise **Antioxidantien, Kalzium Zink, Magnesium und Vitamin C.**

Zudem unterstützt die rohe Kakaobohne die Herz- und Gehirnfunktionen und vermindert die depressiven Gefühle. Kakao ist vielseitig, es bremst den Appetit, stabilisiert den Blutzucker und man kann sogar mit Kakao langfristig sein Gewicht reduzieren. Bereits Alexander von Humboldt (1769 – 1859) schrieb über die Kakaobohne:

"Kein zweites Mal hat die Natur eine solche Fülle der wertvollsten Nährstoffe auf einem so kleinen Raum zusammengedrängt wie gerade bei der Kakaobohne."

Die Eigenschaften der Kakaobohne

Aus den Kakaobohnen wird Schokolade hergestellt, doch in den rohen, ungerösteten Kakaobohnen finden sich eine Vielzahl von Inhaltsstoffen und Faktoren, **die man auf jeden Fall einmal näher betrachten sollte.** Das können neben den antioxidantischen Eigenschaften auch die Mineralstoffe sein, welche in den Bohnen ebenfalls reichlich enthalten sind. Doch auch der gesamte gesundheitliche und der seelische Nutzen sind bemerkenswert, dass die kleinen Bohnen wie Energiekraftwerke zu betrachten sind.

Bei rohem Kakao handelt es sich im wahrsten Sinne des Wortes um ein „Wunder" Nahrungsmittel, das die Natur uns liefert. Wobei hier betont werden muss, dass das nur in der rohen Form so ist. **Der Röst- und Verarbeitungsprozess der Kakaobohnen zerstört nämlich eine Vielzahl der folgenden Inhaltsstoffe oft komplett.**

Magnesium in der Kakaobohne

Auf der ganzen Welt ist roher Kakao von allen Nahrungsmitteln die beste Quelle für Magnesium. Bei Magnesium handelt es sich um einen wichtigen alkalischen Mineralstoff, der wichtig ist für unsere Knochen, das Herz, das Gehirn und der auch hilfreich ist bei Verstopfung. Durch Magnesium wird die Gehirnchemie ausbalanciert und es hilft dabei, dass wir uns „gut und glücklich" fühlen. Bei Magnesium handelt es sich um einen der am meist benötigten Mineralstoffe der Erdbevölkerung. Somit ist die Kakaobohne ein gutes Hilfsmittel, den Magnesiumhaushalt auszubalancieren.

Des Weiteren enthalten Kakaobohnen eine Menge an: **Chrom, Eisen, Kupfer, Vitamin C:, Anandamide und Zink**

Praktische Tipps:

Der Magnesiumgehalt in rohem Kakao zählt weltweit zu der höchsten pflanzlichen Magnesiumquelle. Magnesium erhöht mitunter die Gehirnleistung, hilft den Stoffwechsel zu regulieren, versorgt die Muskulatur mit wichtiger Energie und ist für den Aufbau starker Knochen essenziell. Ein Magnesiummangel ist häufig ein Grund für Herzprobleme. Denn das wichtige Mineral erhöht die Kraft des Herzmuskels, senkt die Blutgerinnung als auch den Blutdruck und sorgt gleichzeitig für einen rhythmischen Herzschlag.

Rohe Kakaobohnen haben einen intensiven zartbitteren Geschmack. Die dünne Schale der Kakaobohne ist essbar und pur oder in Kombination mit etwas Honig ein Genuss. Gemahlen werden kann die rohe Kakaobohne in einer Kaffeemühle.

Tipp 1:

Das gemahlene Pulver eignet sich hervorragend als Zusatz im Dessert oder in einem selbstgemachten Smoothie.

Tipp 2:

Bei Kakaobohnen immer BIO

Kakao zählt zu den Lebensmitteln, die am stärksten gespritzt werden, daher empfehle ich Ihnen Ihre Kakaobohnen (Pulver) aus dem Bioladen zu besorgen.

Empfohlene Tagesdosis:

David Wolfe empfiehlt in seinem Buch "Superfood" **3 bis 4** Kakaobohnen pro 100 Pfund Körpergewicht. Das entspricht ungefähr einem vollen Teelöffel. Diese Menge können Sie jeden Tag zu sich nehmen. Durch die anregende Wirkung empfehle ich die Einnahme morgens.

Wichtiger Hinweis:

Kakaobohnen können sehr anregend sein. Sollte Ihr Schlaf plötzlich gestört sein, Sie verspüren Herzrasen (oder Herzrhythmusstörung) oder sonstige Auffälligkeiten, dann reduzieren Sie die Dosis oder setzten für ein paar Tage aus. Gegebenenfalls reduzieren Sie die Menge auf 2 bis 4 Teelöffel pro Woche.

Dunkle Schokolade

Wer während der Sirtfood-Diät Schokolade genießen möchte, der sollte darauf achten, dass die Zucker-dosierung nicht überschritten wird. Daher sollte eher auf eine Bitterschokolade mit einem über 85-%-igen Kakao-Anteil (noch besser 90%) zugegriffen werden, denn hier liegt der Zuckeranteil weit aus niedriger als bei einer herkömmlichen Schokolade.

3. Kurkuma

Heute kennt man gegen fast jedes Leid ein Mittel. Die Medizin forscht immer weiter und macht stetige Fortschritte bei der Entwicklung neuer, moderner Medikamente.

Dabei verliert man heute schnell aus den Augen, dass die wirksamsten und bekömmlichsten Mittel immer noch aus der Natur kommen. Diese Erkenntnis hatten bereits Naturvölker und alte Kulturen.

So kommt es, dass in Asien das gelbe Gewürz und Wundermittel Kurkuma schon seit Jahrtausenden bekannt ist. **Dort wird es schon lange als Heilmittel für viele verschiedene Symptome verwendet.** In Deutschland hingegen gewinnt das Gewürz erst seit kurzer Zeit an Popularität. Langsam lernt man das Universalheilmittel, als solches schätzen, während man es bisher nur als einfache Zutat im Gewürzschrank fand.

Die Herkunft der gelben Wurzel lässt sich in den Großraum Ostasien einordnen. Speziell fand es allerdings in Indien Anwendung. Hier werden sie auch heute noch in den indischen Hauptanbaugebieten angebaut und geerntet. Bereits vor rund 5.000 Jahren verehrte man die Knollen der Kurkuma-Pflanze in Indien und sprach ihr heilende Kräfte zu.

Als Heilkraut gegen alle Leiden wurde die Knolle bald nicht nur in Indien verwendet. So findet man sie noch heute neben der Ayurvedischen Medizin auch in der Chinesischen Medizin, kurz TCM.

Kurkuma, eines der ältesten Heilmittel

Bereits früh wurde in Indien entdeckt, welche Möglichkeiten die kleine, gelbe Knolle bietet. Nicht ohne Grund wurde Kurkuma sogar verehrt. Der Grund für die Wirkung des Mittels blieb jedoch lange Zeit unerforscht. Wie bei vielen Heilpflanzen wird von der Kurkuma-Pflanze nur die Knolle, nahe der Wurzel verwendet, die die meisten, wertvollsten Inhaltsstoffe birgt.

Heute weiß man, dass der besondere Stoff, der Pflanze ihre Eigenschaften verleiht, das Curcumin ist. Dieser Inhaltsstoff wird auf Grund seiner intensiven, gelben Farbe auch unter der Kennung E100 als Lebensmittelzusatz verwendet. Dabei dient das Curcumin entweder als Färbemittel oder auch als Geschmacksträger. Allerdings handelt es sich bei dieser Verwendungs-Möglichkeit um eine moderne Option, die vor tausend Jahren noch, als Färbemittel nur eine nebensächliche Rolle spielte.

Der Zweck auf Grund dessen die Kurkuma-Pflanze seit 5.000 Jahren bekannt ist, ist die medizinische Wirksamkeit. Das Curcumin zeigt in diesem Bereich eine weite Bandbreite an Wirkungsweisen. Grundlegend lässt sich sagen, dass die **allgemeine Gesundheit durch das Curcumin verbessert und das Immunsystem gestärkt wird.**

Als spezielle Wirkungen lässt sich sagen, dass das Curcumin schmerzstillend, entzündungshemmend, Knochenabbau hemmend und sogar krebshemmend ist. Auch in Bezug auf den Cholesterinspiegel, Diabetes und einige geistige Krankheiten lässt sich eine positive Reaktion feststellen. Das Allheilmittel Kurkuma hilft dabei dem ganzen Körper und beeinflusst nicht nur ein Organ, sondern wirkt positiv auf das ganze System.

Curcumin kann man bei folgenden Erkrankungen einsetzten:

- Herzinfarkt / Schlaganfall
- diversen Entzündungen
- Tumorbildung
- Alzheimer
- Atemwegserkrankungen
- Lebererkrankungen
- Darmerkrankungen

Fazit:

Kurkuma ist hier zu Lande schon lange als Gewürz

bekannt. Mit der Erkenntnis, dass der Inhaltsstoff Kurkumin des gelben Pulvers, sich positiv auf unseren Körper, das Immunsystem und das Gehirn auswirkt.

In Indien werden schon seit Jahrtausenden tägliche größere Mengen des Pulvers verzehrt. Dort gilt es schon seit den Naturvölkern **als Universalheilmittel für alle bekannten Krankheiten** und soll auch völlig gesunde Personen bei täglicher Einnahme vor möglichen Krankheiten schützen.

Daher sollten Sie (Bio)Kurkuma (exotische Gewürze immer in Bio-Qualität kaufen) bei jeder Gelegenheit zum würzen Ihres Gerichtes verwenden.

4. Die Walnuss

Man sagt der Walnuss nach, sie **sei die Königin der Nüsse.** Die Walnuss ist vor allem reich an Vitamin E, das rheumatischen Erkrankungen sowie Gelenk-Schmerzen entgegenwirkt. Des Weiteren enthält sie reichlich an Mineralstoffen und Spurenelementen wie Calcium für Knochen und Zähne sowie Magnesium für Herz, Kreislauf, Muskeln und Nerven; Kalium für Herz und Muskeln, Eisen fürs Blut, Selen und Zink für die Immunabwehr, Kupfer für die roten Blut-körperchen.

Walnüsse haben einen hohen Eiweißgehalt und sind auch leicht verdaulich Daher sind Nüsse generell ein unverzichtbarer Bestandteil der **Natur- und Voll-wert-Küche.** Die Walnuss ist reich an gesunden Fet-ten. Es handelt sich hierbei um mehrfach und einfach ungesättigte Fettsäuren, optimal gegen zu hohen Cho-lesterinspeiegel.

Walnüsse haben im Vergleich zu anderen Nussarten den höchsten Anteil an Omega-3-Fettsäuren (100 g Walnüsse enthalten 9,1 g Omega-3-Fettsäuren). Im Vergleich weist die gleiche Menge an Pinienkernen nur 1 g Omega-3-Fettsäuren auf.

Walnusskonsum und Prostatakrebs

Walnüsse können offensichtlich auch Prostatakrebs

bremsen. Eine Tierstudie zeigt, dass Prostatatumore langsamer wachsen und wesentlich kleiner bleiben, wenn Nager reichlich Walnüsse zu essen bekommen.

Am Ende der Untersuchung waren die Prostata-geschwüre bei den walnussgefütterten Mäusen im Schnitt 50 % kleiner und entwickelten sich nur ein Drittel so schnell wie die Tumore der Kontrolltiere.

5. Sojaprodukte

Soja ist ein Nahrungsmittel, welches bei der Sirtfood-Diät auf der Liste der zu empfehlenden Lebensmittel steht. Dennoch sollte man Soja kritisch betrachten.

Sojamilch, Sojabutter, Soja als Fleischimitat, Soja im Tofu, Sojadrink – die Vielfalt von Soja ist extrem hoch und bei Vegetariern und Rohkostlern ein sehr beliebter Ersatz für Fleisch, Fisch und Milchprodukte.

Fakt ist aber, dass die Sojabohne wie alle anderen Hülsenfrüchte auch nicht roh verzehrt werden kann und ihre Pflanze giftig ist. Um Soja genießbar zu machen, muss die Bohne eine komplexe Prozedur unterlaufen. Hinzu kommt, dass über die Hälfte der Sojaproduktion weltweit gentechnisch manipuliert ist.

Die Sojabohne enthält ebenso **Anti-Nährstoffe**, Toxine und andere Substanzen, die wir uns jetzt im Einzelnen näher betrachten.

Isoflavone:

Isoflavone gehören zu den sekundären Pflanzenstoffen, die für die pflanzliche Abwehr eine Rolle spielen. Isoflavone sind aber auch Pflanzenhormone, auch Phyto-Östrogene genannt, und **haben eine hormonähnliche Wirkung.** Dieses Pflanzenhormon ähnelt dem weiblichen Sexualhormon Östrogen.

Das französische Expertengremium Afssa (Agence française de sécurité sanitaire des aliments) hat rund 1500 wissenschaftliche Studien zum Thema analysiert. Schlussfolgerung: "Soja ist nicht harmlos." Denn Isoflavone können sich negativ auf den Hormonhaushalt auswirken und auch Tumore fördern.

Außerdem haben Isoflavone eine kropffördernde Wirkung. Die in Soja vorhandenen Östrogene können bei Männern zur Verweiblichung und zu Unfruchtbarkeit führen.

Lektine / Phytate:

Auch die Sojabohne als Hülsenfrucht besitzt einen hohen Anteil an Lektinen und hat von allen bisher untersuchten Getreide- oder Hülsenfruchtsorten einen der **höchsten Phytatgehalte.**

Das Problem; Phytat verhindert die Aufnahme von Mineralien wie Kalzium, Magnesium, Eisen und Zink, was infolgedessen zu einem Mangel führen kann.

Soja enthält Goitrogene: Goitrogene wie auch Isoflavone können die Schilddrüsenfunktion negativ beeinflussen. Goitrogene sind Substanzen, die die Jodid-Aufnahme in der Schilddrüse hemmen und auch die Aufnahme von Jodid aus dem Darm vermindern können.

Trypsin-Hemmer:

Soja enthält sogenannte Trypsin-Hemmer, welche die Absorption (Aufnahme) von Proteinen hemmt. **Sprich:** Trypsin-Hemmer unterbinden die Verdauung von Eiweiß.

Dadurch kann es zu chronischen Mängeln bei der Aufnahme von Aminosäure (einer kleineren Einheit von Eiweiß) kommen. Zudem wirken sich Trypsin-Hemmer negativ auf die Funktion der Bauchspeicheldrüse aus.

Soja und das Insulin:

Sojaprodukte enthalten oft Kohlenhydrate, und zwar in Form von Honig oder Rohrzucker. Damit wird versucht, den bitteren Geschmack von Soja abzuschwächen. Kohlenhydrate in Verbindung mit Soja **verhindern den Fettabbau,** weil Kohlenhydrate zu einer Insulinausschüttung im menschlichen Körper führen und damit dem Fettabbau entgegenwirken.

Aufgrund der zahlreichen Inhaltsstoffe (Isoflavone, Goitrogene, Phytate) sollte der Soja-Hype dringend kritisch hinterfragt werden. Soja ist eine sehr beliebte Alternative bei Vegetariern und Veganern geworden und jede Form von Kritik wird daher auch massiv bekämpft.

Fakt ist, dass der Ruf der Sojabohne als gesunde Alternative stark beschädigt ist und ein schlechtes Image zur Folge hatte, – nicht zuletzt aufgrund zahlreicher **Veröffentlichungen, wissenschaftlicher Studien,** Bücher und Verdachtsmomente.

Fakt ist auch, das Soja dich weiblicher werden lässt. Studien in Harvard stießen auf einen engen Zusammenhang zwischen dem Sojaverzehr bei Männern in Verbindung mit einer schlechten Spermaqualität und Erektionsstörungen.

Wer sich für das Thema interessiert, dem empfehle ich das Buch:

"The Whole Soy Story: The Dark Side of Americas Favorite Health Food" von Sally Fallon und Kaayla T. Daniel

6. Vollkorn / Getreideprodukte

Auch Getreide (Vollkorn) steht auf der Liste der empfohlenen Lebensmittel. Wie bei Soja, möchte ich auch hier Getreide kritisch betrachten.

Getreide ist in Deutschland Grundnahrungsmittel Nummer eins. Getreide ist allgegenwärtig. Ein Leben ohne Brötchen, ohne Brot, ohne Müsli, ohne Kuchen, ohne Nudeln? Für die meisten Menschen wäre dieser Gedanke unvorstellbar.

Und dennoch ist der Anbau von Getreide gerade einmal 10.000 Jahre alt. Eine relativ kurze Zeit, denn schon vorher war der Mensch ganze 1.900.000 Jahre lang bestens **ohne jedes Getreide** ausgekommen. Zugegeben, anfänglich war das Getreidekorn sicherlich eine abwechslungsreiche Bereicherung für den damaligen Menschen gewesen und erst durch das Anbauen von Getreidefeldern konnte der Mensch überhaupt sesshaft werden; er gründete Siedlungen und Gruppierungen. Die Anfänge des Ackerbaus werden als landwirtschaftliche Revolution betrachtet.

Allerdings hat erst der Ackerbau auch die Über-bevölkerung auf der Erde ermöglicht. **Und:** Die Menschen wurden kleiner, Infektionen nahmen zu, Knochen und Zähne wurden brüchiger. Denn damals wie heute trägt Getreideverzehr zu einer allgemeinen Verschlechterung des Gesundheitszustandes bei.

Das Weißmehl

Das Weißmehl **nicht gesund ist**, sollte sich mittlerweile herumgesprochen haben. Bei der Herstellung von weißem Mehl werden die Randschichten des Korns komplett entfernt. Das bedeutet, dem Korn wird genau das genommen, was für uns wertvoll ist, z.B. Vitamine, Mineralstoffe, Spurenelemente sowie Ballaststoffe und Proteine. Weißmehl ist somit ein isoliertes Produkt mit einem sehr hohen Kohlehydratanteil.

Die Stärke wird im Dünndarm sehr schnell in Zucker aufgespalten. Dieser gelangt ungebremst ins Blut, wo er – ähnlich wie gewöhnlicher Haushaltszucker – den Blutzuckerspiegel rasch in die Höhe treibt und somit den Weg in Richtung Diabetes ebnet.

Nach einigen Studien unter Menschen unseres Zeitalters ist Weißmehl im Hinblick auf die Entstehung von Arteriosklerose und damit auf Herz-Kreislauf-Erkrankungen durchaus als problematisch zu werten. **Während die ganze Welt das Fett verteufelt,** kann Weißmehl ungehindert den Cholesterinwert anheben und somit in Seelenruhe die Arterien verengen.

Mehl macht süchtig / Mehl macht dick

Der Kardiologe Dr. W. Davis stellte bei einer Studie fest, dass seine Diabetespatienten, wenn sie Mehl verzehrten, dick wurden – unabhängig, ob Weiß- oder Vollkornmehl. Der Schuldige war ein Eiweiß im Weizen namens Gliadin. Gliadin ist Bestandteil des Weizenproteins Gluten, das bei manchen Menschen zu einer Unverträglichkeitsreaktion führen kann.

Gliadin führt im Körper zu einer Ausschüttung von Exorphinen (ähnlich wie Opium), die betäubend wirken und süchtig machen. Diese können problemlos die Blut-Hirn-Schranke passieren und sich an das Gehirn andocken. Dieses Andocken bewirkt eine Sucht nach Weizen und somit nach einer Sucht nach mehr Teig- und Backprodukten. Durch vermehrten Konsum von diesen steigt der Appetit, und der Kreislauf setzt sich endlos fort.

Wer mehr darüber erfahren möchte, dem möchte ich hier das Buch von Dr. Davis „Weizenwampe: Warum Weizen dick und krank macht" ans Herz legen.

Getreide: Geringe Nährstoffdichte & Säurbildend & Mineralblocker

Abgesehen davon, dass Getreide im Körper Säure bildet, ist es auch **arm an Mineralien, Vitaminen und Spurenelementen**. Hält man vergleichsweise Obst und Gemüse, mageres Fleisch und Nüsse dagegen, schneidet Getreide sehr schlecht ab.

Deutlich wird das Ganze, wenn man sich die Kohlehydrate in Brot usw. ansieht. So ist die rein rechnerische Kohlehydratmenge etwa in Nudeln mit 23 g pro 100 g nur wenig höher als in manchen Früchten (Beispiel: Bananen 22,8 g).

Betrachten wir aber die Qualität der beiden Nahrungsmittelgruppen insgesamt, wird wieder klar, dass **Früchte weit besser abschneiden** als Brot und Getreideprodukte.

Das größte Manko des Getreides aber sind die sogenannten Antinährstoffe. Pflanzen können vor ihren Feinden nicht weglaufen. Daher hat sich die Natur für ihre Pflanzen interne biologische Abwehrwaffen ausgedacht, die beim Verzehr (durch Tier oder Mensch) beim Konsumenten zu gesundheitlichen Problemen führen kann.

Die sogenannten biologischen Abwehrmechanismen der Getreidekörner reichen von Allergenen, die die Verdauung und Nährstoffaufnahme erschweren, bis hin zu **Phytinsäure, Gluten und Lektinen,** die das Immunsystem nachträglich beeinflussen.

Antinährstoff I: Phytinsäure

Antinährstoffe sind natürliche, aber problematische Stoffe in Lebensmitteln, die beim Verzehr eher schaden als nützen. Sie werden von Pflanzen gebildet, um Fressfeinde abzuwehren. Antinährstoffe verhindern unter anderem, dass Vitamine und Mineralstoffe vom Körper aufgenommen werden. Durch das Kochen werden einige dieser Nährstoffe unschädlich gemacht, manche aber auch nicht. Zu den sogenannten Antinährstoffen gehört z.B. die Phytinsäure.

Die Phytinsäure dient in Pflanzen als Speicher für Phosphat und Kationen (Kalium-, Magnesium-, Calcium-, Mangan-, Barium- und Eisen-Ionen), die der frische Keimling zum Wachstum benötigt. Besonders viel Phytinsäure ist in Hülsenfrüchten, Getreide (Weizen, Gersten-Roggenkleie) und auch Nüssen enthalten.

Durch ihre komplexbildende Struktur kann sie vom Menschen mit der Nahrung aufgenommene Mineralstoffe wie Calcium, Magnesium und Eisen in Magen und Darm unlöslich binden, so dass diese dem Körper entzogen werden. **Wer sehr viel Getreide, Hülsenfrüchte und Nüsse verzehrt, riskiert somit einen chronischen Mineralstoffmangel.**

Antinährstoff II: Lektine

Lektine sind mitunter die verbreitetsten Antinährstoffe. Sie kommen in fast jeder Pflanze (und auch in Tieren) vor. Je nahrhafter ein Nahrungsmittel ist, umso stärker ist es durch Lektine geschützt. Lektine binden sich an Kohlehydratstrukturen und erfüllen eine Reihe von wichtigen zellulären Aufgaben. Eine wichtige Aufgabe wäre somit die Abwehr von Feinden, sprich: Tieren.

Lektine verursachen bei den Tieren Probleme im Verdauungstrakt und somit machen diese beim nächsten Mal einen großen Bogen um die betreffende Pflanze (ein Lerneffekt, den man sich als Mensch durchaus zum Vorbild nehmen kann). Lektine sind auch Eiweißstoffe, die unsere roten Blutkörperchen verklumpen und die Darmwand durchlässig machen. Man findet sie vorranging im Getreide und in Hülsenfrüchten. Bedingt durch die Verarbeitung, findet man Lektine auch in pflanzlichen Ölen und im Fleisch von Tieren, die mit Getreide gefüttert wurden.

Lektine im Weizen stehen im Verdacht, eine Reihe von Erkrankungen zu fördern. In Tierversuchen führten sie zu **Ablagerungen in den Blutgefäßen und zu Wachstumsstörungen.** Sie schädigen die Darmschleimhaut und vergrößern die Bauchspeicheldrüse.

Da Lektine die Darmwand durchlässig machen können, besteht die Gefahr, dass Toxine und Nährstoffe in den Blutkreislauf gelangen und weiteren Schaden anrichten. Dies kann sogar so weit gehen, dass diverse Autoimmunerkrankungen auftreten.

Es gibt bestimmte Lektine, die gegen Hitze immun sind, daher hat das Verarbeiten und Kochen auf diesen Antinährstoff keinen direkten Einfluss. Eine Möglichkeit, Lektine im Korn zu reduzieren, wären die Einweichungen, die man auch bei Hülsenfrüchten (wenn man darauf nicht verzichten möchte) anwenden sollte.

Antinährstoff III: Gluten

Von den bisher genannten Antinährstoffen (Phytinsäure, Lektine) ist das Gluten wohl der bekannteste. Das kommt daher, weil Gluten einhergeht mit der Erkrankung „Zöliakie" (Glutenunverträglichkeit) und schon längere Zeit durch die Medien geistert.

Bei einer Glutenunverträglichkeit (auch Glutenintoleranz genannt) reagiert der Dünndarm auf das Klebereiweiß vieler Getreidesorten **mit Entzündung** und anschließendem Rückgang der Schleimhaut. In der Schulmedizin spricht man dann von der Zöliakie.

Weizen, AGEs und Acrylamide beschleunigen den Alterungsprozess

Der Verzehr von Weizenprodukte wie Brot, Brötchen, Kekse, etc. erhöhen das sogenannte "Advanced Glycation Endproduct" (AGEs). Advanced Glycation Endproducts sind Risikomoleküle für den Zellalterungsprozess. Irreparable Reaktionen von Proteinen, Lipiden und Nukleinsäuren mit Kohlenhydraten werden als Glykierung bezeichnet. Diese glykierten

Reaktionsprodukte werden wiederum als AGEs bezeichnet. Diese kleinen Verbindungen tragen zur Beschädigung der Organe, Gelenke und der Haut bei.

Ein Hauptbestandteil im Weizen ist die Stärke "Amylopektin-A", welche den Blutzucker deutlich schneller ansteigen lässt als gewöhnlicher Zucker. Dadurch wird verursacht, dass die Menge der alterungsbeschleunigenden AGEs im Körper in die Höhe steigt.

Des Weiteren enthalten gebackene Weizenprodukte karzinogene chemische Stoffe namens Acrylamide, die sich in den gebräunten Teilen von Brot, Cerealien, Muffins usw. befinden. **In Studien sind diese karzinogenen Acrylamide mit einem möglicherweise erhöhten Risiko für Krebserkrankungen und beschleunigtes Altern** in Verbindung gebracht worden.

Beachte, dass Acrylamide sich in hoher Konzentration auch in anderen gebräunten Kohlehydratquellen wie Pommes frites, Chips oder jeden anderen gebräunten und stärkehaltigen Lebensmitteln befinden.

Getreide, der heilige Gral

In der Fachwelt (Internet, Fachliteratur, Studien) tobt der Krieg in Bezug auf Getreide. Die Deutsche Gesellschaft für Ernährung, Vegetarier und die Bäckereiinnung (und einige mehr) auf der einen Seite und die Getreide-Gegner wie Udo Pollmer, Dr. Wolfgang

Lutz oder Prof. Dr. Loren Cordain auf der anderen Seite. Zu jeder Studie gibt es eine Gegenstudie, zur jeder Meinung eine Gegenmeinung.

Natürlich darf man nicht vergessen, das hinter dem Konsum von Getreideprodukten, weltweit eine riesige Marktwirtschaft steht mit zahlreichen Arbeitsplätzen inklusive Quervernetzungen in puncto Verarbeitung, Verpackung, Fuhrpark, Einzelhandel usw. Das heißt, dass die Menschen, die durch diese Produkte ihren Lebensunterhalt verdienen, selten den Ast absägen, auf dem sie sitzen.

Wenn man im Internet die Spreu vom Weizen trennt, findet man zahlreiche Berichte von Menschen, die auf Getreideprodukte verzichtet haben, und das mit positiven Ergebnissen.

Dr. Norman Walker, der selbst stolze 99 Jahre alt wurde, war strikt gegen erhitzte Stärke wie Getreide, Brot, Nudeln, Reis, Mais, Kartoffeln. Die Stärkemehle aus dem Ackerbau überfordern die Verdauung. Der Blutzucker wird unkontrollierbar, die Bauchspeicheldrüse überfordert, die Insulinausschüttung zu einer Berg- und Talfahrt: Hyper- und Hypoglykämie, Diabetes und metabolisches Syndrom sind die Folgen.

Es geht hier nicht darum, Getreide zu verteufeln. Es geht hier nicht um die Einteilung in Gut oder Böse. Die Problematik, die hier aufgeführt wird, ist die, dass das menschliche Genom (Erbgut), sich bis dato nicht ausreichend an Getreide anpassen konnte.

Anders formuliert: Für eine getreidebasierte Kost haben die Menschen seit der Steinzeit noch keine vollständige **Adaption** (Anpassung) erworben. Dieser Aspekt ist mitunter die Kernaussage von Paleo-Anhängern wie z.B. Prof. Dr. Loren Cordain.

Wer noch tiefer in die Materie einsteigen möchte, dem kann ich dass sehr aufschlussreiche Buch: „Das Getreide – Zweischneidiges Schwert der Menschheit" empfehlen. Auf der Grundlage von mehr als 340 Quellen legt Cordain überzeugend dar, dass Getreide und damit hergestellte Produkte keinesfalls ideale Nahrungsmittel sind.

Fazit zum Thema Getreide

Getreide(-Produkte) liefern keinen großen Mehrwert für die eigene Gesundheit. Wer Brot, Getreideprodukte usw. isst, isst weniger andere Lebensmittel (Obst, Gemüse, mageres Fleisch und Fisch), die mehr Proteine, Fette, Vitamine, Mineralien und Spurenelemente liefern können. Des Weiteren beeinflussen Getreideprodukte nachhaltig den Insulinspiegel, mit der Gefahr, eine (schleichende) Zunahme an Körpergewicht zu verursachen.

Auch besitzt Getreide eine Fülle an Antinährstoffen

wie Phytinsäure, Lektinen und Gluten, die allesamt negative gesundheitliche Folgen mit sich bringen. Denn durch die Antinährstoffe entstehen chronische Entzündungen, die zum Großteil Auslöser der Zivilisationskrankheiten sind – bekanntermaßen oder auch unbewusst.

Für jene, die Probleme haben, komplett auf Getreide zu verzichten, gäbe es als Kompromiss glutenfreie (Pseudo)Getreidesorten wie Buchweizen, Amaranth oder Hirse **(Antinährstoffe wären auch hier vorhanden; um diese zu neutralisieren, sollte man diese Sorten vorher für mehrere Stunden in Wasser einlegen).**

Eine Frage die oft gestellt wird: "Aber was ist mit den **BALLASTSTOFFEN** im Weizen?"

Sie können sämtliche Ballaststoffe, die Sie benötigen aus Obst, Gemüse und Nüssen aufnehmen und das ohne Schäden für das Verdauungssystem und massive Blutzuckerprobleme, wie das beim Weizen der Fall ist.

Getreide als Nahrungsmittel ist nur **für Zeiten der Not eine geeignete Wahl.** So lange wir aber die Wahl haben, Gemüse, Fleisch, Fisch, Salate, Früchte und Nüsse zu essen, besteht für Getreideverzehr nicht die geringste Notwendigkeit.

Wie funktioniert die Sirtfood-Diät in der Praxis?

Die von Ernährungsexperten entwickelte Diät, welche in erster Linie der Gewichtsreduktion dient, basiert in der Praxis nicht auf einem dauerhaften Verzicht von bestimmten Lebensmitteln, sondern dreht sich vielmehr um eine bewusste Ernährung mit den bereits genannten Lebensmitteln.

Die britischen Ernährungsexperten Aidan Googins und Glen Matten haben die Sirtfood-Diät als Ernährungsmethode entworfen und in ihrem Buch „The SIRT Food Diet" ausführlich beschrieben. Sie hegen die Meinung, dass diese Diät nicht nur dauerhaft Körpergewicht reduziert, sondern Muskeln aktiv aufbaut und zudem das Immunsystem stärkt. Voraussetzung dafür ist, dass die Diät eingehalten wird und durch sportliche Aktivitäten ergänzt wird.

Mehrfach von ihnen selbst getestet führt die Sirtfood-Diät zu **idealen Ergebnissen, möchte man Gewicht reduzieren.** Über den Aspekt, dass Sirtuine jung und fit halten und sogar schöner machen, ist sich die Wissenschaft allerdings nicht einig, denn diese Form der Diät ist wissenschaftlich nicht ausreichend durch Studien belegt. Es wird jedoch angenommen, dass die Sirtfood-Diät durch die reduzierte Kalorienzufuhr und die ausgewogene Ernährung automatisch zur Gewichtsreduktion führt und sich auf diese Art und Weise gewissermaßen Erfolge erzielen lassen.

Laut Googins und Matten, sind bis zu 3 Kilogramm Gewichtsreduktion pro Woche möglich. Heißhunger-attacken werden vermieden und die Muskulatur gestärkt, denn zum gezielten Fettabbau führt in erster Linie die vermehrte Aktivierung von Sirtuinen.

Die Sirtfood-Diät soll in erster Linie dazu animieren sich bewusst zu ernähren. Die Einnahme von sogen-annten Sirtfoods soll dabei gefördert werden. Körpereigene Sirtuine werden aktiviert und wirken sich langfristig positiv auf den menschlichen Körper aus.

Das Schöne an dieser Diät? Wer gerne Schokolade isst oder gerne ein Gläschen Wein trinkt, muss darauf zu keiner Zeit verzichten. Da Rotwein die chemische Substanz Resveratrol beinhaltet, welche dafür bekannt ist Sirtuine zu aktivieren und Schokolade mit einem Kakaogehalt von mehr als 85 Prozent ebenso zu den Sirtuinfoods zählt (siehe Kapitel: **„6 Sirtfoods im Fokus"),** darf hier nahezu uneingeschränkt verzehrt werden.

Bringt die Sirtfood-Diät wirklich den gewüschten Erfolg?

Auch wenn ein dauerhafter Erfolg bei der Sirtfood-

Diät noch nicht wissenschaftlich bewiesen ist, so ist es doch richtig, dass man in der ersten Woche allein durch die **stark reduzierte Kalorienaufnahme an Gewicht verliert.**

Lernt man langfristig nach den Gesetzen der Sirtfood-Diät zu leben und schafft es erlaubte Lebensmittel dauerhaft in seinen Speiseplan zu integrieren, lebt man ohnehin gesünder, als vorher. Wie bei allen gesunden Lebensmitteln wirkt sich die Ausrichtung und Nahrungsaufnahme auf Sirtuin aktivierende Lebensmittel langfristig positiv auf den Körper und das menschliche Wohlbefinden aus.

Der Sirtfood-Diät Plan

Das Konzept der Sirtfood-Diät ist auf dem besten Weg die Dukan-Diät, als beliebteste Diät, abzulösen. Und das nicht nur in ihrem Ursprungsland Großbritannien. Der Grundgedanke der Sirtfood-Diät besteht darin, die Aktivität körpereigener Sirtuine durch bestimmte Lebensmittel und deren pflanzliche Inhaltsstoffe aktiv anzuregen.

Die Sirtfood-Diät wurde in zwei unterschiedliche Phasen unterteilt. Der Grundgedanke prägt die erste Phase des Sirtfood-Diät-Plans. Als weiterer Teil der ersten Phase ist die eingeschränkte Kalorienaufnahme ein elementarer Faktor. Die zweite Phase der Sirtfood-Diät ist durch gesunde Mahlzeiten, ohne Kalorienbeschränkung, geprägt.

An den ersten 3 Tagen der ersten Sirtfood-Woche wird die Kalorienaufnahme auf lediglich 1.000 Kalorien beschränkt. An diesen Tagen ist es erlaubt, drei Portionen eines speziellen grünen Sirtfood Smoothies, zu sich zu nehmen. Dieser besteht ausschließlich aus Sirtfood Lebensmitteln. Zu den Smoothies ist eine feste Mahlzeit als Hauptmahlzeit erlaubt. Auch hierbei handelt es sich um eine Mahlzeit, welche sirtfoodreich gestaltet wird.

Ab dem 4. Tag der ersten Sirtfood-Diät Woche wird die täglich erlaubt Kalorienmenge um 500

Kalorien, auf 1.500 Kalorien, erhöht. Ein grüner Sirtfood Smoothie wird ab dem 4. Tag gegen eine weitere feste Mahlzeit getauscht, sodass die Ernährung auf 2 grünen Sirtfood Smoothies und 2 Hauptmahlzeiten basiert.

Allein hierdurch ist die Gewichtsabnahme bereits vorprogrammiert.

Die zweite Phase der Sirtfood-Diät beginnt mit Tag 8 und dauert weitere 14 Tage. An diesen Tagen liegt der Fokus auf insgesamt **3 sirtfoodhaltigen Mahlzeiten** und lediglich einem grünen Sirtfood Smoothie. Weiterhin erlaubt sind **1 bis 2 Sirtfood-Snacks**, welche zwischendurch konsumiert werden dürfen. Das lästige zählen aufgenommener Kalorien entfällt in dieser Zeit vollständig. Es ist sogar erlaubt an 2 bis 3 Tagen in der Woche ein Glas Rotwein zu trinken.

Sind die ersten 3 Wochen gemeistert, gibt es für die Sirtfood-Diät keine festen Regeln mehr, was das konsumieren von Mahlzeiten betrifft. Langfristig zeichnet sich die Sirtfood-Diät dadurch aus, so viele Sirtfoods als möglich in seinen täglichen Speiseplan zu integrieren.

Die erste Phase der Sirtfood-Diät

Die erste Phase der Sirtfood-Diät dauert genau 7 Tage. Im englischen Original lautet das Credo: **„7 lbs in seven days"**. Mit dieser Aussage ist eine Gewichtsreduktion von 3 Kilogramm in der ersten Woche durchaus möglich.

Die ersten **7 Tage** werden nochmals in zwei Phasen unterteilt. In den ersten **3 Tagen** ist die tägliche Zufuhr von lediglich **1.000 Kalorien pro Tag** erlaubt.

Die 1.000 Kalorien pro Tag lassen werden wie folgt aufgeteilt:

* **3 Sirtfood Smoothies**
* **1 Sirtfood Hauptmahlzeit**

Am ersten Tag werden **3 Portionen** eines Sirtfood Smoothies aufgenommen. Bestens geeignet ist hier die Mahlzeit zum Frühstück, als zweites Frühstück und als Snack am Nachmittag.

Zu den **3 Sirtfood Smoothies** ist eine Hauptmahlzeit erlaubt, welche vornehmlich zum Mittag einge-nommen werden sollte. Es ist natürlich auch erlaubt, die Hauptmahlzeit in den frühen Abendstunden, bestenfalls vor 19 Uhr, einzunehmen.

Als Nachtisch zur Hauptmahlzeit sind 15-20g dunkle

Schokolade erlaubt. Allerdings sollte der Kakaogehalt, wie bereits mehrfach erwähnt, von mindestens **85%** nicht unterschritten werden.

Am zweiten Tag wird gegessen wie am ersten Tag. Selbstverständlich ist auch an diesem Tag ein kleiner Nachtisch, in Form von kakaohaltiger (mindestens **85%** Kakaogehalt) Schokolade, erlaubt. Am dritten Tag sollte sich bereits etwas Routine breitgemacht haben. Zur Wahl stehen, wie die Tage davor, **3 Sirtfood Smoothies** und eine Hauptmahlzeit.

In den folgenden **4 Tagen** der ersten Phase wird die Kalorienmenge auf **1.500 Kalorien pro Tag** angehoben.

Dabei werden die 1.500 Kalorien pro Tag wie folgt aufgeteilt:

* **2 grüne Sirtfood Smoothies**
* **2 Sirtfood Hauptmahlzeiten**

Der Ernährungsplan für die Tage **4 bis 7** der ersten Phase sollte durch die Aufnahme von ausreichend viel Flüssigkeit ergänzt werden. Der Unterschied zum ersten Teil der ersten Phase besteht darin, dass ein grüner Smoothies wegfällt und durch die Aufnahme einer weiteren Hauptmahlzeit ersetzt wird.

Ab dem vierten Tag werden also 2 Portionen grüne

Sirtfood Smoothies aufgenommen. Diese können beispielsweise zum Frühstück und später als Snack am Nachmittag aufgenommen werden. Die beiden Hauptmahlzeiten lassen sich beispielsweise als zweites Frühstück, Mittag oder Abendessen aufnehmen. Die Wahl steht jedem frei. Auch im zweiten Teil der ersten Sirtfood-Diät Phase ist ein Nachtisch in Form von Schokolade erlaubt.

Tag **5 bis 7** werden wie Tag 4 gehandhabt. Erlaubt sind pro Tag **2 grüne Sirtfood Smoothies** und 2 Hauptmahlzeiten nach Plan.

In der ersten Phase sind zudem Wasser, **grüner Tee und schwarzer Kaffee** erlaubt. Auf jegliche Getränke, welchen einen eigenen Nährwert besitzen, gilt es zu verzichten. Alternativ zu grünem Tee dürfen auch weißer oder schwarzer Tee konsumiert werden.

Ist die erste Phase der Sirtfood-Diät erfolgreich überstanden, geht es daran auch den zweiten Teil dieser sirtuinlastigen Diät anzugehen.

Die zweite Phase der Sirtfood-Diät

Die zweite Phase der Sirtfood-Diät ist geprägt von einem festen Ernährungsplan. Sie dauert doppelt so lange wie die erste Phase, also 14 Tage.

In der zweiten Phase sind erlaubt:

- **3 Sirtfood Hauptmahlzeiten**
- **1 grüner Sirtfood Smoothie**
- **1 bis 2 Sirtfood Snacks**

Der grüne Sirtfood Smoothie wird entweder eine ½ Stunde vor dem Frühstück oder gar als zweites Frühstück konsumiert.

Die **3 Hauptmahlzeiten,** werden entsprechend dem Plan konsumiert. Ist der Hunger zwischen den Mahlzeiten zu groß, dürfen ein bis zwei Sirtfood Snacks (Dunkle Schokolade, Himbeeren, Äpfel usw.) zur Überbrückung konsumiert werden.

Achtung: Der erste Saft sollte circa 30 Minuten vor dem Frühstück getrunken werden. Das Abendessen bis spätestens 19 Uhr verspeist sein.

Hat man die erste und zweite Phase der Sirtfood-Diät erfolgreich absolviert, **ist die Diät im eigentlichen Sinne abgeschlossen.**

Jetzt gilt es, **dauerhaft den Körper** mit frischen Sirt-food-Lebensmitteln zu versorgen um sein Gewicht langfristig zu halten oder weiter zu reduzieren. Die körperliche Gesamtgesundheit lässt sich auf diese Art und Weise dauerhaft positiv beeinflussen.

Kritische Punkte bei der Sirtfood-Diät

Generell ist die Sirtfood-Diät positiv zu sehen, bedingt durch die sirtuinreichen Lebensmittel die täglich konsumiert werden und durch die Reduktionskost mit vielen frischen Lebensmitteln. Zwei Wochen Reduktionskost stellt keine körperliche Gefahr dar, schon gar nicht bei der sehr vielfältigen und gesunden Lebensmittelauswahl.

Wichtig ist, dass Sie nach diesen zwei Wochen, nicht wieder in **Ihr altes Ernährungsmuster zurückfallen.** Da die Limits zu Anfang ziemlich streng sind, droht zudem nach Beendigung der Sirtfood-Diät der Jo-Jo-Effekt, da sollte man also aufpassen.

Hierbei empfehle ich persönlich nach Beendigung der zwei Wochen, überzugehen in die sogenannte **Steinzeiternährung.** Hierzu habe ich einige eBook / Bücher geschrieben. Fündig werden Sie aber auch im Internet zu diesem Thema.

Ein wesentlicher Punkt ist das Thema: „sportliche Aktivitäten". Diese sollten Sie auf jeden Fall parallel zu den zwei Wochen miteinbeziehen. Danach sollte „Fitness / Sport / Bewegung" ein Teil Ihres Alltages geworden sein. Mehr zum Thema im Bonuskapitel: **„Bewegung ist alles".**

Sind 3 Kilos verlieren in 1 Woche möglich?

Man muss einiges beachten. **Die Körperwaage zeigt immer nur das Gesamtgewicht an.** Wenn wir an Körpergewicht verlieren, stellt sich zu allererst die Frage, was ich abgenommen habe.

Fett? Wasser? Muskeln?

Daher ist das, was uns die Körperwaage anzeigt, erst einmal relativ. Fakt ist, dass man am Anfang einer Diät zu allererst **sehr viel Wasser verliert.** Allein das kann schon einige Kilos ausmachen.

Mache ich eine **"Crash-Diät"**, verliert man auch wertvolles Muskelgewebe, was sich immer positiv auf einer Körperwaage bemerkbar macht. Daher sollten Sie, wie bereits erwähnt, sportliche Aktivitäten unbedingt während der 2-wöchigen Phase mit einbeziehen.

Nachwort (...wie geht es weiter?)

Über Erfolg oder Misserfolg entscheidet oft der Focus auf eine Sache. Ich kann viele Dinge halbherzig erledigen, dann werde ich auch halbherzige Ergebnisse bekommen. Oder ich kann mich auf eine Sache konzentrieren, sprich fokussieren und ich werde herausragende Ergebnisse erzielen.

Wie das Ergebnis ausfällt, hängt von jedem einzelnen selber ab. Konzentration entsteht meistens aus einem tiefen, inneren Bedürfnis heraus, ein angestrebtes Ziel zu erreichen. Vorrausetzung ist natürlich, dass man überhaupt ein definiertes Ziel besitzt.

In Bezug aufs „Abnehmen" steht das Ergebnis immer in Relation wie Sie persönlich an die Sache herangehen. Oft wird hier das Wörtchen „versuchen" in einem inneren Dialog verwendet oder auch in einem Gespräch mit Bekannten oder Freunden. Was daraus resultiert ist, dass man sich selber ein Hintertürchen offen hält für ein mögliches, persönliches Versagen.

„Versuchen" hat keinen richtigen Focus. Wenn Sie etwas versuchen, öffnet es Ihnen einen sehr großen, geistigen Spielraum. Man gibt sich selber die Möglichkeit zu scheitern und das ohne großartigen Gesichtsverlust.

Die 72-Stunden Regel

Die 72-Stunden-Regel besagt: Wenn man sich etwas vornimmt sollte man innerhalb von 72 Stunden den ersten Schritt getan haben, da sonst die Chance nur 1% beträgt, dass man das Vorhaben überhaupt ausführt.

Wenn Sie sich also etwas vornehmen, dann fixieren Sie es schriftlich und „machen Sie den ersten Schritt" in den folgenden 3 Tagen, um Ihr Vorhaben zu realisieren.

Nutzen Sie Ihre Motivation etwas zu tun bzw. etwas zu verändern und schieben Sie es nicht hinaus.

Noch einmal: **Alles, was Sie nicht innerhalb von 72 Stunden begonnen haben, wird mit an Sicherheit grenzender Wahrscheinlichkeit nie umgesetzt.** Dabei müssen Sie das, was Sie tun wollen, nicht innerhalb dieser Zeit auch zu Ende bringen. Vielmehr ist der erste Schritt das Wichtigste!

Abschließende Worte

Ob die Sirtfood-Diät funktioniert oder nicht, hängt letztendlich davon ab, was **Sie bereit sind zu tun bzw. was Sie bereit sind zu opfern.**

Letztendlich führen viele Wege nach Rom, wie auch

viele Diäten helfen, Gewicht zu verlieren. Abnehmen ist keine Kunst – das Gewicht aber zu halten, steht auf einem ganz anderen Blatt. Mir ist es wichtig, dass Sie den Weg nach Rom finden und auch dort bleiben.

Wichtig: **Die Sirtfood-Diät ist keine Crash-Diät** im herkömmlichen Sinne auch wenn vielleicht der Titel dieses Buches das evtl. so suggeriert. Mir ist es wichtig, dass Sie auch nachdem Sie Ihr Wunschgewicht erreicht haben weiterhin Smoothies trinken, lebendige (Sirtfood)Lebensmittel essen und dabei bleiben ihren körperlichen Aktivitäten nachzugehen.

Wichtig ist, dass **das Thema „Sirtfood-Diät" für Sie nicht nur Theorie bleibt.** Fangen Sie heute noch an, Inhalte umzusetzen und spüren Sie in den nächsten Tagen (Wochen), wie Ihr Körper auf diese Veränderung reagiert. Ich hoffe sehr, dass Sie in diesem Buch das finden konnten, was Sie gesucht haben und wünsche Ihnen alles Gute und vor allem Gesundheit.

Ihr
Michael Iatroudakis

Bonus-Kapitel: „Bewegung ist alles"

"Wer rastet, der rostet." Dieser Spruch mag zwar „ausgelutscht" sein, sagt aber alles darüber aus, was „Bewegung" in Verbindung mit „Gesundheit" ausmacht. Wir Menschen besitzen einen natürlichen Bewegungsdrang, der gelebt sein möchte. Kinder werden zappelig, wenn sie zu lange sitzen müssen, sei es in der Schule oder am Essenstisch. Erwachsene werden unruhig, wenn sie über Stunden im Auto verbringen

Zur Wiederholung: Die drei Säulen für ein erfolgreiches Abnehmen sind...

1. Die geistige Einstellung
2. Die richtige Ernährung
3. Bewegung und Fitness

Ohne Bewegung sind wir nichts! Sport, Fitness, Bewegung – man kann es nennen, wie man möchte, jede Art von körperlicher Ertüchtigung hält den Körper am Leben. Hier die wichtigsten Vorteile, die sportwissenschaftlich belegt sind:

Stärkung: Körper, Geist & Seele, Vorbeugung gegen diverse Herz-Kreislauf-Erkrankungen, Optimierung des Stoffwechsels, Stärkung des Immunsystems u.v.m.

Also, bringen Sie sich heute noch in Bewegung. Möglichkeiten gibt es viele... machen Sie einen langen (zügigen) Spaziergang, fahren Sie Fahrrad, schwimmen Sie ein paar Bahnen usw.

Jede Bewegung ist wichtig. Und jede Bewegung fängt im Alltag an. Eine amerikanische Studie der Mayo Klinik Rochester im US-Bundesstaat Minnesota legt nahe, dass die Häufigkeit ganz alltäglicher Betätigungen den Ausschlag dafür gibt, ob jemand schlank oder eher dick ist. Bereits durch sogenannte kleine Bewegungseinheiten über den Tag verteilt kommt es in der Summe sehr schnell zu Energieumsätzen, die bereits gesundheitsrelevante körperliche Impulse setzen.

Jeder einzelne Schritt zählt. Statistiken der Bundes-Gesundheitsüberwachung zeigen, dass ca. 50 % der 50-jährigen Frauen und der gleichaltrigen Männer nicht einmal in der Lage sind, über drei Stockwerke Treppen zu steigen. Die Folgen des Bewegungsmangels sind hierbei abzusehen.

Weitere Möglichkeiten oder machen Sie es nicht zu kompliziert

Nutzen Sie so wenige Transportmittel wie möglich. Ich rede von Auto, Bus, Bahn, E-Bike, Aufzug, Rolltreppe usw. Wägen Sie ab, welche Strecken Sie zu Fuß laufen können. Sei es zur Arbeit, zu Freunden oder zum Kiosk. Ist der Arbeitsplatz zu weit entfernt, dann teilen Sie die Strecke auf, parken weiter weg und gehen den Rest zu Fuß.

Nutzen Sie (wirklich) jede Treppe, die Ihnen unterkommt. Treppensteigen hat im Vergleich zu anderen Tätigkeiten **mitunter den höchsten Kalorienverbrauch.** Probieren Sie auch hierbei z.B., zwei oder gar drei Treppenstufen auf einmal zu nehmen.

Verändern Sie das Tempo beim Laufen oder wenn Sie Treppen steigen. Das bedeutet, legen Sie auf dem Weg zur Post einen kurzen Sprint hin. Stellen Sie sich dabei vor, ein Säbelzahntiger wäre Ihnen dicht auf den Fersen ;-). Mit gelegentlichen Sprints halten Sie Ihren Stoffwechsel und Ihr Herz-Kreislauf-System auf Trab.

Gartenarbeit: Nicht nur für den Körper ist die Gartenarbeit an der frischen Luft eine regelrechte Wohltat, sondern auch für den Geist, denn die Düfte und Farben von Blumen und Pflanzen regen die Sinne an.

Erkunden Sie Ihren Wohnort zu Fuß: Laufen Sie Wege oder auch Straßen, die Sie nicht kennen. Variieren Sie den Schwierigkeitsgrad, indem Sie Wege mit Steintreppen nutzen oder gar mit einer Steigung.

Einkaufen mit Ballast: Gehen Sie zu Fuß einkaufen. Schnappen Sie sich einen (ordentlichen) Rucksack, verstauen darin Ihre Lebensmittel und laufen Sie mit erhöhtem Körpergewicht nach Hause. Wahlweise können Sie auch hierbei das Tempo variieren.

Die eben aufgezählten Tipps mögen banal klingen, aber Bewegung im Alltag ist nun mal keine komplizierte Sache. In Bezug auf „Bewegung im Alltag" sind Ihnen keine Grenzen gesetzt. Wichtig hierbei ist nur, dass Sie aktiv werden und auch bleiben.

20 Sirtfood-Diät Rezepte

10 Sirtfood-Smoothie Rezepte

Auf den folgenden Seiten möchte ich Ihnen 10 einfache Sirtfood-Smoothie Rezepte vorstellen. **Für den
Anfang tendiere ich zu Basic-Rezepten,** welche
später durch Smoothies, die in ihrer Zusammenstel-
lung vielschichtiger und komplexer sind, ersetzt
werden können.

Hinweis zur Mengenangabe von Smoothies

Generell halte ich nicht viel von einer **detaillierten
Mengenangabe** bei Smoothie-Rezepte. Weil hier
einige Faktoren hinzukommen, die eine genaue
Mengenangabe schnell zunichtemachen können.

Zum einen ist es der persönliche Geschmack und dieser ist bekanntlich bei jedem unterschiedlich. Darum
sollten Sie bei selbstgemachten Smoothies immer
solange herumexperimentieren, bis Sie Ihre eigene-
persönliche Note gefunden haben.

Und keine Sorge, das geht schneller als Sie denken

Ein weiterer Grund ist, dass das Aroma auch abhäng-
ig ist von der Frische der verwendeten Lebensmittel.
Gerade da muss man abwägen und hin und wieder ab
und zu geben. Beispiel: eine dunkelbraune Banane hat
einen anderen Geschmack, als eine Banane die noch
leicht grün ist…

Die Mengenangabe bei den hier vorgestellten Rezepten soll als grobe Richtlinien dienen. Selbstverständlich können Sie diese später, nach Ihren persönlichen Vorlieben, variieren.

Der Smoothie-Mixer

Eine einfache Zubereitung eines Smoothies steht und fällt mit dem richtigen Mixer. Vorab: ein Billig-Mixer für unter 20 Euro kommt generell nicht infrage.

Der Grund: Geht schnell kaputt, das Fassungsvermögen ist zu gering und die Wattzahl ist viel zu wenig. Also, Finger weg.

Aber der Reihe nach…

Man unterscheidet im Handel **zwischen Stab- und Standmixern.** Für Smoothies sind Stabmixer weniger geeignet, da auch hier die Wattleistung zu gering ist und das Obst bzw. das Blattgemüse nicht optimal zerkleinert werden kann.

Einen guten Standmixer kann man in viele Einzelteile zerlegen, was das Reinigen nach dem Gebrauch wesentlich erleichtert.

Nicht zu unterschätzen ist die Wattzahl. Die Wattzahl drückt die Power des Mixers aus. Da in der Regel die Smoothies mit Schale und Kerne gemacht werden, ist hier eine hohe Wattzahl unerlässlich. Bei einer zu geringen Leistung findet man nach dem Mixen oft noch Klumpen, die den Genuss schmälern. Eine Wattzahl von **750-900 Watt** aufwärts macht auf jeden Fall Sinn und sollte auch nicht unterschritten werden.

Der Preis für einen guten Mixer liegt zwischen 80 und 100,- Euro. Mag zunächst viel klingen, aber ist in Bezug auf Ihre Gesundheit eine lohnenswerte Investition.

Der Sirtfood-Smoothie 1

Zutaten:

- 1 ganze Mango
- 1 ganze Orange
- 2 Bio-Datteln
- 1 Handvoll Himbeeren (geht auch gefroren)
- 2-3 Esslöffel Bio-Naturjoghurt oder 250 ml Kefir

Zubereitung / infos: Alles in den Mixer geben. Mango ohne Kern. Datteln immer in Bio-Qualität kaufen.

Der Sirtfood-Smoothie 2

Zutaten:

- 5 Ananasscheiben (nicht aus der Dose)
- 1/2 Grapefruit
- 250 ml Kefir
- 2 Esslöffel Kürbiskerne
- 2 Esslöffel Kokosnussöl

Hinweis zu Kokosöl:

Kokosöl ist bei einer Temperatur unter 25° C in der Regel in einem festen Zustand. Das Kokosölsollte deswegen in lauwarmes Wasser verflüssigt werden.

Kurz-Info:

Ananas: Ananas besitzt eine niedrige Energiedichte und ist, wie die Mango auch, reich an natürlichen Ballastoffen (Sättigung).

Grapefruit: Die Grapefruit ist reich an fettverbrennenden Enzymen und hält die Insulinproduktion niedrig. (Förderung der Fettverbrennung)

Bio-Naturjoghurt / Kefir: Joghurt bzw. Kefir steckt voller appetitzügelnder Proteine.

Kürbiskerne: Sind reich an Mineralien und guten fetten, die Ihren Stoffwechsel anregen.

Kokosnussöl: Kokosnussöl ist reich an Laurinsäure, die die Fettverbrennung fördert und den Hunger in Schacht hält.

Der Sirtfood-Smoothie 3

Zutaten:

- 1 Apfel
- 1 Banane
- 1/2 Teelöffel Kurkuma
- 1 Teelöffel Bio Waldhonig
- 2 Esslöffel Bio-Naturjoghurt / Kefir (250ml)

Kurz-Info:

Apfel: Äpfel besitzen einen sehr hohen Anteil an Pektinen, sprich Ballaststoffe die satt machen.

Bananen: Bananen sind eine stillende Energiequelle und besitzen mitunter sehr viel Kalium, was wiederum den Stoffwechsel anregt.

Zimt: Zimt besitzt eine blutzuckersenkende Wirkung und kann sehr hilfreich bei einer Diät oder bei Diabetes mellitus sein.

Honig: Eine gute Energiequelle und kurbelt nebenbei das Immunsystem an.

Der Sirtfood-Smoothie 4

Zutaten:

- 1 Handvoll Himbeeren

- 1 Handvoll Brombeeren

- 1 Handvoll Blaubeeren

- 2 Esslöffel Sonnenblumenkerne

- 250-350 ml Mandelmilch (aus dem Reformhaus)

Tipp:

Beeren gibt es auch als gefrorene Beerenmischung bei diversen Lebensmittel-Händlern.

Kurz-Info:

Beeren Allgemein: Beeren besitzen einen hohen Anteil an Ballaststoffen wie auch Vitamin C und E was wiederum das Immunsystem anregt.

Mandelmilch: Mandelmilch weist einen niedrigen glykämischen Index auf und enthält reichlich an gesunden Fetten.

Der Sirtfood-Smoothie 5

Zutaten:

- 3 reife Kiwis (gut schälen)

- 1 Orange (ohne Schale, gut schälen)

- (-Optional: 1/2 Becher Kefir)

- 1 Esslöffel Bio-Waldhonig

- 2 Bio-Datteln

- 2-3 Minzenblätter

- 1 Schluck Zitronensaft (oder der Saft einer halben Zitrone)

Kurz-Info:

Kiwis: Kiwis enthaltene die Aminosäure Arginin, ein natürliches Mittel um den Kreislauf zu stärken, denn durch Arginin werden die Blutgefäße geweitet. Auch besitzt die Kiwi einen positiven Einfluss auf den Blutdruck, sowie den Cholesterinspiegels.

Hinweis:

Wer schon mal Joghurt mit Kiwi probiert hat, weiß: Das schmeckt bitter. Zumindest, wenn die Kiwi roh bleibt, denn dann spaltet ein in der Kiwi enthaltenes Enzym das Eiweiß aus Milchprodukten auf. Lassen

Sie die Option **"Kefir"** weg, oder trinken Sie Ihren Smoothie gleich frisch nach dem Mixen.

Zitrone: Zitrone ist reich an Vitamin C und besitzt die Eigenschaft, Heißhunger-Attacken in Schach zu halten.

Der Sirtfood-Smoothie 6

Zutaten:

- 200g Spinat

- 1 Banane

- 1 Apfel

- 1-2 Teelöffel Mandelmuss (Reformhaus)

- 2-3 dünne Scheiben frischen Ingwer

- 1-2 Schuss Tomatensaft

+/- 250 ml Wasser

Kurz-Info:

Spinat: Energiekick "Eisen". Spinat enthält viel wichtiges Eisen. **100 Gramm frischer Spinat enthält ca. 3,5 Milligramm Eisen,** das ist zwar nicht so viel wie die früher behaupteten 35 Milligramm, die durch einen Fehler eines Wissenschaftlers zustande gekommen sind, ist aber durchaus immer noch reichlich.

Hinweis:

Spinat enthält Substanzen die die Aufnahme von Eisen unterbindet. Oxalsäure ist der Miesmacher. Diese bindet das im Spinat enthaltene Eisen und der Körper kann es dann schlechter verwerten.

Für die bessere Verwertbarkeit empfiehlt man, Spinat mit Lebensmittels zu sich zu nehmen, die die Wirkung der Oxalsäure mindern. Dazu gehören: Orange, Tomaten, Paprika, Brokkoli, alle Lebensmittel die reichlich Vitamin C enthalten.

Ingwer: Ingwer kurbelt die Produktion der Gallensäfte an und erleichtert die Fettverdauung. Fördert die Durchblutung in der Muskulatur und macht fit für den Sport. Der Geschmack von Ingwer ist natürlich reine Geschmackssache.

Der Sirtfood-Smoothie 7

Zutaten:

- 1-2 Handvoll Feldsalat

- 1 Banane

- 1 Birne

- 1 Schuss Bio-Karottensaft

- 1 bis 2 mm von einer roten Chili, fein geschnitten

+/- 250 ml Wasser

Kurz-Infos:

Feldsalat: Im Vitamin-Vergleich hängt Feldsalat alle anderen Blatt-Salate ab. Keine andere Sorte enthält so viel Vitamin C (35 Milligramm auf 100 Gramm) wie der Feldsalat. Ein weiterer Top-Wert: Feldsalat ist reich an Vitamin A (650 mg / 100 g), Phosphor, Calcium und Folsäure.

Der Sirtfood-Smoothie 8

Zutaten:

- 1-2 Gute Handvoll Rucola Salat

- 1 EL Bio-Chia-Samen

- 1 Apfel

- 1 Birne

1-2 dünne Scheiben Ingwer

+/- 250 ml Wasser

Kurz-Info:

Rucola besitzt viele wertvolle Inhaltsstoffe und ist eine gute Quelle für Eisen, Kalzium und Kalium, Vitamin C und Vitamin A. Die für den leicht scharfen Geschmack verantwortlichen Senföle zählen zu den sekundären Pflanzenstoffen. Sekundäre Pflanzenstoffe besitzen viele gesundheitsförderliche Wirkungen.

Rucola hat die Eigenschaft, Nitrate, die im Boden vorkommen bzw. über Düngemittel in die Umwelt gelangen zu binden. Beim Verzehr von Rucola in normalen Mengen stellt die Belastung durch Nitrat keine gesundheitliche Gefahr dar.

Der Sirtfood-Smoothie 9

Zutaten:

- 1/4 Ananas (geschält, nicht aus der Dose)

- Ganze Mango (geschält)

- 150 g. (Bio)Spinat (geht auch gefroren)

- 1-2 Scheiben Ingwer

- 12 TL Kurkuma

- 1-2 Teelöffel weißer Mandelmus

+/- 250 ml Wasser

Kurz-Info:

Mandelmuss: Mandeln liefern viele ungesättigte Fettsäuren, Mineralstoffe wie Magnesium, Calcium und Kupfer sowie große Mengen der Vitamine B und E. **Zwei Löffel Mandelmus** decken einen Großteil des täglichen Mindestbedarfes an Magnesium ab.

Der Sirtfood-Smoothie 10

Dieser "Sirtfood-Smoothie" empfehlen Goggins und Matten in ihrer Sirtfood-Diät.

Zutaten:

- 100g ungesüßter Griechischer Joghurt

- 6 Walnusshälften

- 8-10 Erdbeeren

- eine gute Handvoll Grünkohlblätter

- 20g dunkle Schokolade (mindestens 85% Kakao)

- 1 Bio-Dattel

- 1/2 Teelöffel Kurkuma

- 1 bis 2 mm von einer Thai-Chili, fein geschnitten

- 200ml Mandelmilch (Natur)

Guten Appetit...!

10 Sirtfood-Mahlzeiten

1. Toskanischer Bohneneintopf (1 Person)

Zutaten:

- 1 EL Olivenöl

- 50 g rote Zwiebeln

- 30 g Karotten

- 30 g Sellerie

- 1 Knoblauchzehe

- nach Geschmack etwas Chili

- 1 EL Kräuter der Provence

- 200 ml Gemüsebrühe

- 400 g italienische Tomaten, geschnitten

- 1 EL pürierte Tomaten

- 200 g gemischte Bohnen aus der Dose

- 40 g Buchweizen

(für mehrere Stunden vorher in Wasser einweichen)

- 50 g Grünkohl

- 1 EL Petersilie

Zubereitung:

Zuerst werden die rote Zwiebel, die Karotten, der Sellerie und die Knoblauchzehe fein geschnitten. Die Karotten natürlich vorher noch geschält.

Im folgenden Schritt wird das Öl in der Pfanne erhitzt, um dann die fein geschnittenen Zutaten, etwas Chili und die Kräuter der Provence anzubraten. Danach werden Brühe, Tomaten und Tomatenpüree hinzugegeben und zum Kochen gebracht. Jetzt ist es Zeit für die Bohnen, die hinzugefügt werden. Das Gericht kann für 30 Minuten erst mal kochen.

In der Zeit kann der Grünkohl grob geschnitten werden, sowie die Petersilie auch. Nach den 30 Minuten wird der Grünkohl dann dazugegeben und der Eintopf sollte jetzt noch mal für 5 bis 10 Minuten kochen, bis der Grünkohl zart ist.

Als letzten Schritt wird der Toskanische Bohneneintopf mit Petersilie dekoriert. Der Buchweizen sollte während der Zubereitung des Gerichts einfach nach Packungsanleitung gekocht werden und später mit dem Eintopf serviert werden.

2. Hähnchen - Grünkohl Curry mit Bombay Kartoffeln (2 Personen)

Zutaten:

- ca. 300g Hühnchenbrust ohne Haut und Knochen

- 2 EL Olivenöl

- 1 1/2 EL Esslöffel Kurkuma

- 1 rote Zwiebeln

- 1 rote Tai-Chili

- 1 1/2 Knoblauchzehen

- 1/2 EL frisch gehackter oder geriebener Ingwer

- 1/2 EL mildes Currypulver

- 1/2 Dose gehackte Tomaten

- 250ml Hühnerbrühe

- 100ml Kokosnussmilch

- 1 Kapsel Kardamom

- 1/2 Zimtstange

- 300g Süßkartoffeln

- 5g gehackte Petersilie

- 100g gehackte Grünkohl

- 3g gehackte Koriandergrün

Zubereitung:

Zuerst wird das Hähnchen in mundgerechte Stücke geschnitten und dann für ca. 30 Minuten mit einem Teelöffel Olivenöl und einem Esslöffel Kurkuma mariniert.

Nach dem es mariniert wurde, wird das Fleisch in einer Pfanne bei hoher Hitze für ca. 4 Minuten angebraten und danach zur Seite gelegt.

Die Zwiebel wird in Scheiben geschnitten, der Chili und der Knoblauch fein gehackt und der Ingwer entweder gehackt oder gerieben. Ein Esslöffel von dem Öl wird in die Pfanne gegeben und die zuvor genannten Lebensmittel angebraten.

Außerdem werden das Currypulver und ½ Esslöffel Kurkuma hinzugegeben und zwei Minuten unter Rühren gekocht.

Jetzt werden die Tomaten hinzugefügt, die auch noch mal zwei Minuten mitköcheln sollten bis die Hühnerbrühe, die Kokosmilch, Kardamom und die Zimtstange dabei gegeben werden. **Ca. 45 bis 60 Mi**nuten sollte das Gericht jetzt köcheln.

In dieser Zeit sollte der Ofen auf 220°C vorgeheizt, die Kartoffeln geschält und in Würfel geschnitten werden. Mit dem restlichen Kurkuma werden diese in kochendes Wasser gegeben und mindestens **5 Minuten** gekocht.

Das Wasser wird danach abgegossen. 10 Minuten sollte das ganze jetzt ausdampfen, um dann die Kartoffeln mit dem restlichen Olivenöl zu beträufeln und sie dann auf einem Blech zu verteilen. Diese sollten für 30 Minuten im Ofen untergebracht werden.

Wenn die Süßkartoffeln und der Curry fast fertig sind, gibt man den Grünkohl, das Hähnchenfleisch und den Koriander zu dem Curry dazu und lässt es für fünf Minuten köcheln.

Zuletzt werden die Süßkartoffeln mit der Petersilie bestreut und zusammen mit dem Curry serviert.

3. Sirt Super-Salat (1 Person)

Zutaten:

- 50g Rucola

- 50g Chicorée

- 80g in kleine Würfel geschnittene Avocado

- 40g in dünne Scheiben geschnittene grüne Seller
  iestange

- 20g in dünne Scheiben geschnittene rote Zwiebeln

- 15g gehackte Walnüsse

- 1 EL Kapern

- 1 entsteinte und gehackte Dattel

- 1 EL Olivenöl

- Saft einer viertel Zitrone

- 10g gehackte Petersilie

- 10g gehackte Liebstöckel oder Sellerieblätter

Zubereitung:

Den Chicorée und den Rucola in eine Schüssel geben und alle Zutaten hinzufügen und gut vermischen. Des Weiteren können auch 100g Lachs, Thunfisch, 100g oder 100g Hähnchenbrustfilet dazugegeben werden.

4. Sirtfood Apfel Lauch Salat (2 Personen)

Zutaten:

- 1/2 Stange Lauch

- 1 Apfel (Granny Smith)

- 1/2 rote Zwiebel

- 1/2 kleiner Bund Schnittlauch

- 1/2 EL Olivenöl

- 1/2 EL Kokosnussöl

- 65g Saure Sahne

- 1/2 TL Kurkuma

- 1/2 TL Currypulver nach Geschmack (mild, mittel, scharf…)

- 1 EL Zitronensaft

-Blattpetersilie nach Belieben

- Pfeffer

Zubereitung:

Der Lauch wird zuerst in dünne Ringe geschnitten. Dann wird der Apfel gewaschen, entkernt und in Spalten oder in Würfel geschnitten, sowie die ½ Zwiebel auch.

Das Kokosnussöl wird in einer Pfanne erhitzt und bei

niedriger Temperatur die Zwiebel glasig werden lassen. Dann wird der Apfel, der Lauch mit angedünstet und alles zur Seite gestellt.

Das Currypulver, der Kurkuma, das Olivenöl, der Zitronensaft und die saure Sahne werden vermischt und mit Pfeffer abgeschmeckt.

Der Schnittlauch wird auch in dünne Ringe geschnitten und danach das Dressing mit Apfel, Zwiebeln, Lauch und Schnittlauch vermengt. Dieses in eine Schüssel geben und mit Petersilie bestreuen.

5. Hummus-Rucola-Salat (1 Person)

Zutaten:

- 2-3 EL Hummus

- 35g fein gewürfelte Gurken

- 30g fein gewürfelte rote Zwiebeln

- 25g fein geschnittener Rucola

- 10 bis 15g gehackte Walnüsse

Zubereitung:

Dressing aus 1 EL Olivenöl und etwas Zitronensaft über die fertigen Zutaten geben.

6. Harissa mit Blumenkohl- Couscous (1 Person)

Zutaten:

- 60g rote Paprika

- 1 Thai Chili, in zwei Hälften geschnitten, entkernt

- 2 Knoblauchzehen

- 1 TL Olivenöl

- 1 Prise Kreuzkümmel

- 1 Prise Koriander

- Saft einer 1/4 Zitrone

- 200g fein gehackter Blumenkohl

- 40g fein gehackte, rote Zwiebeln

- 1 TL fein gehackter Ingwer

- 2 TL Kurkuma

- 30g fein gehackte, sonnengetrocknete Tomaten

- 20g gehackte Petersilie

Zubereitung:

Zuerst wird der Ofen auf 200°C vorgeheizt. Die Paprika wird in Scheiben geschnitten und mit dem Knoblauch und der Chilischote in eine geeignete Form gegeben. Mit etwas Olivenöl beträufeln, getrocknete Kräuter drüberstreuen und dann ca. 20 Minuten im Ofen weich werden lassen. Zitronensaft mit der abgekühlten Paprika in Mixer geben und zu einer weichen Masse verarbeiten.

Jetzt den fertigen Harissa in einer Auflaufform und für 20 Minuten in den Ofen schieben.

Danach den Blumenkohl ganz klein schneiden, am besten mit einem Zauberstab zerkleinern.

In einer Pfanne ungefähr 1 EL Olivenöl heiß und den Knoblauch, die Zwiebel, den Ingwer und den Chili glasig werden lassen. Der Blumenkohl und der Kurkuma wird hinzugefügt, vermischt und 1 Minute lang erwärmt. Jetzt noch mit der Petersilie und den Tomaten vermixen.

7. Hühnchen-Joghurt-Salat (1 Person)

Zutaten:

- 75 g Natürlicher Joghurt

- Saft von 1/4 einer Zitrone

- 1 TL Koriander, gehackt

- 1 TL Kurkuma

- 1/2 TL Kreuzkümmel

- 100 g Hähnchenbrust, in Stücke geschnitten

- 6 Walnüsse, fein gehackt

- 20 g Rote Zwiebel, gewürfelt

-1 rote Chilischote (fein geschnitten)

- 1 EL Olivenöl

Zubereitung:

Hähnchenstreifen in der Pfanne knusprig braten. Die restlichen Zutaten in einer Schüssel gut vermischen und anschließend über die Hähnchenstreifen geben.

8. Süßkartoffel-Pasta mit Ziegenkäse (4 Persnen)

Zutaten:

-2 große Süßkartoffeln

-150 Gram Schinken (ca. 8 große Scheiben)

-ca. 15 Feigen getrocknete

-120g Mandelsplitter

-200g Ziegenkäse

-1/2 TL Meersalz

-1/2 EL Olivenöl

-2 Esslöffel Wasser

Zubereitung:

Die Süßkartoffel schälen und mit einer Gemüsehobel spiralisieren. Die Kartoffeln können auch mit einem Sparschäler geschält werden, um dünne Streifen in Form von Nudeln zu bekommen.

Schinken in Streifen schneiden und auch die getrockneten Feigen werden in dünne Kreise geschnitten. Olivenöl in eine große Bratpfanne geben und bei mittlerer Hitze die Nudeln aus Süßkartoffeln mit Meersalz für ca. 5-7 Minuten braten.

Wichtig hier ist, dass die Nudeln häufig umgerührt

werden, damit sie nicht anbrennen können. Die fertigen Nudeln auf einen Servierteller übertragen. Den geschnitten Schinken in einer Pfanne und unter häufigem Rühren für ca. 3 Minuten braten.

Feigen und Mandelsplittern dazugeben und für weitere 3 Minuten braten, bis die Feigen leicht gebräunt sind. Die hälfte vom Ziegenkäse und 2 EL Wasser in diese Masse rühren, und weiter köcheln lassen, bis der Käse leicht geschmolzen ist.

Im Anschluss die Süßkartoffel-Nudeln dazugeben und alles gut vermischen. Das fertige Gericht vom Herd nehmen und vor dem Servieren mit dem restlichen Ziegenkäse verzieren.

9. Gemüse mit Kokosnuss (2 Personen)

Zutaten:

- 200 g grüne Bohnen

- 150 g Staudensellerie

- 1 rote Zwiebel

- 30 g frischen Ingwer

- 2 TL Öl

- 300 ml Gemüsebrühe

- 1 großer Kohlrabi

- 200 g Kokosfleisch

- 200 ml Kokosmilch

- 1 EL heller Soßenbinder

-Salz

-Pfeffer

Zubereitung:

Den Kohlrabi schälen und in Würfel schneiden. Bohnen und Sellerie putzen. Die Bohnen halbieren und den Sellerie klein schneiden. Kokosfleisch reiben. Ingwer und Zwiebel schälen. Die Zwiebel in Scheiben schneiden und den Ingwer reiben.

Das Öl erwärmen und die Zwiebel und den Ingwer

darin andünsten. Kohlrabi und Kokosfleisch zugeben und mit Brühe auffüllen. Zugedeckt circa 15 Minuten garen. Den Staudensellerie, die Bohnen und die Kokosmilch anschließend zugeben und weitere 10 Minuten garen.

Mit dem Soßenbinder etwas anbinden und mit Salz und Pfeffer abschmecken.

10. Thunfischsteaks auf mediterranem Salat (2 Personen)

Zutaten:

- 2 frische Thunfischsteaks

- 1 halber Kopf Eisbergsalat

- 1 kleiner Radicchio

- 3 Lauchzwiebeln

- 1 Fleischtomate

- 1 gelbe Paprika

- 1 kleine Chilischote

- frisches Basilikum

- Knoblauch

- 1 EL Olivenöl

- Eine Prise Meersalz

- Saft einer ganzen Zitrone

Zubereitung:

Salatblätter waschen und trocken schleudern. Den knackigen Eisbergsalat und den bitter-würzigen Radicchio in mundgerechte Streife schneiden. Die Lauchzwiebeln in feine Ringe schneiden und Chilischote ganz fein hacken. Die Paprika und die Tomate würfeln.

Ein Bund Basilikum zupfen. Alle Salatzutaten - bis auf die Chilischote - in einer Salatschale vermengen.

Für das Dressing vier Esslöffel Olivenöl, Meersalz, eine frisch gepresste Knoblauchzehe und die gehackte Chilischote gut vermischen (am besten mit einem Shaker). Wer mag kann das Dressing mit einem Schuss Weißwein verfeinern. Dressing über den Salat geben und gut durchmengen.

Die beiden Thunfischsteaks trocken tupfen und in heißem Olivenöl von beiden Seiten scharf anbraten. Der Kenner isst ihn innen noch roh. Wer davon Abstand nimmt, lässt ihn aber zumindest nicht über ein zartes Rosa hinausgaren.

Bei einem fingerdicken Steak sollte der Fisch nicht länger als eine Minute je Seite gebraten werden, anschließend salzen und ggf. pfeffern.

Das Sirtfood-Frühstück

Ein Sirtfood-Frühstück kann, je nach Vorlieben, unterschiedlich gestaltet werden. Eine Möglichkeit wäre, Sie trinken einen weiteren Smoothie. Die andere Variante, Sie machen sich einen leckeren Obstteller mit Ihren Lieblingsfrüchten.

Garnieren können Sie diesen dann mit verschiedenen **Nüssen, Kürbis- oder Sonnenblumenkerne, Goji-Beeren, ungezuckerte Cranberries, Kokosraspeln, griechischer Joghurt, Ceylon-Zimt** usw. Hierbei sind Ihrer Fantasie keine Grenzen gesetzt.

Eine weitere Möglichkeit wäre ein Omelett zuzubereiten. Hierfür gibt es tolle und abwechslungsreiche Rezepte im Internet.

Auch hier, denken **Sie nicht zu kompliziert.** Achten Sie nur darauf, dass Sie hochwertige Lebensmittel verwenden.

13 Zwischen-Snacks

1. Pistazien (Handvoll)

2. Datteln (4 Stück)

3. Walnüsse (Handvoll)

4. Gefrorene Trauben

5. Sellerie

6. Erdbeeren (auch gefroren)

7. Kürbiskerne (Eine Handvoll)

8. Hartgekochte Eier (3 Stück)

9. Griechischer Joghurt (Natur / 1 Becher)

10. 250 ml Kefir

11. Hüttenkäse (1 Becher)

12. Dunkle Schokolade (85% / 1 Rippe)

13. Hochwertiger Proteindrink (1 Portion)

Der 14-Tage-Plan

So könnte Ihr Plan aussehen...

Teil 1 von Phase 1 (Tag 1 bis 3)

Tag 1

Morgens: 1 Smoothie

Mittags: 1 Smoothie

Nachmittags-Snack (+/-16.00 Uhr): 1 Smoothie

Abends: 1 Sirtfood-Mahlzeit + Sirtfood-Snack

Körperliche Aktivität: 5.000 Schritte laufen.
(Schrittzähler-App)

Getränke: Wasser (mind. 1,5 Liter), Tee oder Kaffee
(ohne Zucker)

Tag 2

Morgens: 1 Smoothie

Mittags: 1 Smoothie

Nachmittags-Snack (+/-16.00 Uhr): 1 Smoothie

Abends: 1 Sirtfood-Mahlzeit + Sirtfood-Snack

Körperliche Aktivität: 30 Minuten Fahrrad fahren

Getränke: Wasser (mind. 1,5 Liter), Tee oder Kaffee (ohne Zucker)

Tag 3

Morgens: 1 Smoothie

Mittags: 1 Smoothie

Nachmittags-Snack (+/-16.00 Uhr): 1 Smoothie

Abends: 1 Sirtfood-Mahlzeit + Sirtfood-Snack

Körperliche Aktivität: 5.000 Schritte laufen.
(Schrittzähler-App)

Getränke: Wasser (mind. 1,5 Liter), Tee oder Kaffee
(ohne Zucker)

Teil 2 von Phase 1 (Tag 4 bis 7)

Tag 4

Morgens: 1 Smoothie

Mittags: 1 Sirtfood-Mahlzeit

Nachmittags-Snack (+/-16.00 Uhr): 1 Smoothie

Abends: 1 Sirtfood-Mahlzeit + Sirtfood-Snack

Körperliche Aktivität: 45 Minuten Fahrrad fahren
(mit Steigung)

Getränke: Wasser (mind. 1,5 Liter), Tee oder Kaffee
(ohne Zucker)

Tag 5

Morgens: 1 Smoothie

Mittags: 1 Sirtfood-Mahlzeit

Nachmittags-Snack (+/-16.00 Uhr): 1 Smoothie

Abends: 1 Sirtfood-Mahlzeit + Sirtfood-Snack

Körperliche Aktivität: 10.000 Schritte laufen
(Schrittzähler-App)

Getränke: Wasser (mind. 1,5 Liter), Tee oder Kaffee
(ohne Zucker)

Tag 6

Morgens: 1 Smoothie

Mittags: 1 Sirtfood-Mahlzeit

Nachmittags-Snack (+/-16.00 Uhr): 1 Smoothie

Abends: 1 Sirtfood-Mahlzeit + Sirtfood-Snack

Körperliche Aktivität: 45 Minuten schwimmen

Getränke: Wasser (mind. 1,5 Liter), Tee oder Kaffee (ohne Zucker)

Tag 7

Morgens: 1 Smoothie

Mittags: 1 Sirtfood-Mahlzeit

Nachmittags-Snack (+/-16.00 Uhr): 1 Smoothie

Abends: 1 Sirtfood-Mahlzeit + Sirtfood-Snack

Körperliche Aktivität: 45 Minuten Fahrrad fahren
(mit Steigung)

Getränke: Wasser (mind. 1,5 Liter), Tee oder Kaffee
(ohne Zucker)

Phase 2 (Tag 8 bis 14)

Tag 8

Morgens: 1 Sirtfood-Mahlzeit

Mittags: 1 Sirtfood-Mahlzeit

Nachmittags-Snack (+/-16.00 Uhr): 1 Smoothie

Abends: 1 Sirtfood-Mahlzeit + Sirtfood-Snack

Körperliche Aktivität: 10.000 Schritte laufen (mit Steigung)

Getränke: Wasser (mind. 1,5 Liter), Tee oder Kaffee (ohne Zucker)

Tag 9

Morgens: 1 Sirtfood-Mahlzeit

Mittags: 1 Sirtfood-Mahlzeit

Nachmittags-Snack (+/-16.00 Uhr): 1 Smoothie

Abends: 1 Sirtfood-Mahlzeit + Sirtfood-Snack

Körperliche Aktivität: 45 Minuten Schwimmen

Getränke: Wasser (mind. 1,5 Liter), Tee oder Kaffee (ohne Zucker)

Tag 10

Morgens: 1 Sirtfood-Mahlzeit

Mittags: 1 Sirtfood-Mahlzeit

Nachmittags-Snack (+/-16.00 Uhr): 1 Smoothie

Abends: 1 Sirtfood-Mahlzeit + Sirtfood-Snack

Körperliche Aktivität: 60 Minuten Fahrrad fahren
(mit Steigung)

Getränke: Wasser (mind. 1,5 Liter), Tee oder Kaffee
(ohne Zucker)

Tag 11

Morgens: 1 Sirtfood-Mahlzeit

Mittags: 1 Sirtfood-Mahlzeit

Nachmittags-Snack (+/-16.00 Uhr): 1 Smoothie

Abends: 1 Sirtfood-Mahlzeit + Sirtfood-Snack

Körperliche Aktivität: 10.000 Schritte laufen (mit Steigung)

Getränke: Wasser (mind. 1,5 Liter), Tee oder Kaffee (ohne Zucker)

Tag 12

Morgens: 1 Sirtfood-Mahlzeit

Mittags: 1 Sirtfood-Mahlzeit

Nachmittags-Snack (+/-16.00 Uhr): 1 Smoothie

Abends: 1 Sirtfood-Mahlzeit + Sirtfood-Snack

Körperliche Aktivität: 60 Minuten Schwimmen gehen

Getränke: Wasser (mind. 1,5 Liter), Tee oder Kaffee (ohne Zucker)

Tag 13

Morgens: 1 Sirtfood-Mahlzeit

Mittags: 1 Sirtfood-Mahlzeit

Nachmittags-Snack (+/-16.00 Uhr): 1 Smoothie

Abends: 1 Sirtfood-Mahlzeit + Sirtfood-Snack

Körperliche Aktivität: 60 Minuten Fahrrad fahren
(mit Steigung)

Getränke: Wasser (mind. 1,5 Liter), Tee oder Kaffee
(ohne Zucker)

Tag 14

Morgens: 1 Sirtfood-Mahlzeit

Mittags: 1 Sirtfood-Mahlzeit

Nachmittags-Snack (+/-16.00 Uhr): 1 Smoothie

Abends: 1 Sirtfood-Mahlzeit + Sirtfood-Snack

Körperliche Aktivität: 10.000 Schritte laufen (mit Steigung)

Getränke: Wasser (mind. 1,5 Liter), Tee oder Kaffee (ohne Zucker)

Hinweis:

Die körperliche Aktivität habe ich hier im Beispiel-Plan **sehr moderat gewählt** da ich Ihre gesundheitliche Situation und Ihre Diät-Vorgeschichte nicht kenne.

Eine sehr gute Möglichkeit wäre, einem Fitness-Studio beizutreten. Da haben Sie aufgrund der Vielfalt weitaus mehr Möglichkeiten ein ausgeglichenes Fitness-Programm (Kraft- und Ausdauertraining) zu absolvieren.

Extra Kapitel: Trainieren im Fitness-Studio

Generell spricht nichts dagegen, in ein Fitness-Studio einzutreten, um z.B. seine überflüssigen Pfunde loszuwerden oder um einfacher fitter zu werden. Erwägt man diesen Weg, sollte man vorher einige Ratschläge beherzigen, um auch sicher zu sein, dass man das richtige Studio für sich gefunden hat.

Fitness-Studios bieten einige Vorteile: Man kann bei jedem Wetter trainieren und man findet in der Regel professionelle Hilfe, gerade dann, wenn man ein absoluter Laie ist. Des Weiteren findet man in den Studios viele Gleichgesinnte, denen man sich anschließen kann.

Möchte man einem Fitness-Studio beitreten, empfehle ich folgende Checkliste:

1.

Bevor man sich für ein Fitness-Studio entscheidet, sollte man immer ein Probetraining vereinbaren. Dieser Termin ist in der Regel kostenfrei. So bekommt man hier mindestens einen ersten Eindruck vom Studio, denn dieser ist bekanntlich der wichtigste.

2.

Eine persönliche Atmosphäre ist in einem Fitness-

Studio wichtig.

Folgende Fragen sollte man sich stellen:

- Hat man das Gefühl, ernst genommen zu werden oder nicht?

- Ist der Trainer sympathisch oder eher arrogant und selbstgefällig?

- Macht das Studio einen sauberen Eindruck?

- Wie hoch ist ungefähr das Durchschnittsalter der Teilnehmer?

- Gibt es ausreichend Parkplätze?

- Wie ist das Kursangebot?

Und…

…der personelle und gerätetechnische Standard des Studios sollte den Bestimmungen des TÜV für gesundheitsorientierte Fitness-Anlagen genügen.

Wenn besonders die Behandlung von gesundheitlichen Problemen im Vordergrund steht, sollte man auf das **DVSF-Siegel** (Steht für: Deutscher Verband der Sportärzte in Sport-, Fitness- und Freizeitanlagen e.V.) achten. Dieses ist in der Regel im örtlichen Studio gut ausgeschildert.

3.

Ein Trainingserfolg steht und fällt mit einem Trainer. Wichtig ist, dass der Trainer eine solide Ausbildung besitzt. Gerade in dieser Hinsicht sollte man keine Hemmungen haben und direkt nach der Kompetenz fragen. Viele Studios stellen nur Sportlehrer ein oder Trainer mit einer anerkannten Trainer-Lizenz.

Des Weiteren ist es wichtig, dass man einen individuellen Plan (abgestimmt auf das Ziel) bekommt und dass dieser auch in einer (oder mehreren) Einzelsitzungen abgearbeitet wird. Auch wichtig ist eine regelmäßige Betreuung inklusive Zielkontrolle.

4.

Viele **Fitness-Studios bieten auch eine Kinderbetreuung an.** Es lohnt sich dann auch jeden Fall, gezielt nach einer Kinderbetreuung zu fragen.

5.

Hat man sich für ein Studio entschieden, sollte man unbedingt den Vertrag aufmerksam durchlesen. Welche Leistungen sind im Beitrag mit inbegriffen? Darf ich die Sauna bzw. den Wellnessbereich kostenlos benutzen? Ist die Kinderbetreuung inklusive? Wie lange muss man sich maximal binden? Gibt es eine Aufnahmegebühr? Wie sieht es mit der Kündigung aus?

Fazit:

Bei der Entscheidung, welches Fitness-Studio in Betracht kommt, sollte man sich Zeit lassen. **Vergleichen lohnt sich immer** und ein Probetraining bei mindestens drei Fitness-Studios (wenn möglich) wäre vor Vertragsabschluss von Vorteil.

Quellen

http://www.severint.net/2016/08/20/liste-die-20-wichtigsten-sirtfoods-nach-goggins-und-matten/

http://www.superfood-kueche.de/sirtfood-diaet/

http://www.stoffwechsel-infos.de/sirtfood-diaet

DER SPIEGEL: Grüner Tee: Der Zauberstoff von Gerlinde Gukelberger-Felix (2012),

"Trendgetränk Matcha - Der Schaumschläger aus Japan" von Jörg Römer

MEDIZINUAUSKUNFT.DE: Grüner Tee hält gesund

CARSTENS STIFTUNG: Grüner Tee zur Prävention von Herz-Kreislauf-Erkrankungen von Daniel Hacke, M. A.

WIKIPEDIA: Grüner Tee, Matche Tee

DETHLEFSEN-BALK.DE: Gehalt von Catechinen

http://agrofinanzblog.de/kakao-historie-der-goldenen-bohne/

http://www.xocai-
life.de/index.php?option=com_content&view=article
&id=16&Itemid=16

http://www.helles-koepfchen.de/artikel/2880.html

http://www.wissewerdubist.at/34.html

http://derstandard.at/1296696520586/Gesunder-
Kakao-Schokolade-enthaelt-mehr-Antioxidantien-als-
Obst

http://dr-schoeneberg.de/kakao-ist-eine-reiche-
quelle-an-antioxidantien/

http://superfood-gesund.de/roher-kakao/

http://de.wikipedia.org/wiki/Sojabohne#Inhaltsstoff
e

http://de.wikipedia.org/wiki/

http://www.soja-wissen.de/soja-isoflavone.php

http://www.sylt-gesund-leben.de/texten/SOJA.HTM

http://www.mz-
web.de/servlet/ContentServer?pagename=ksta/page
&atype=ksArtikel&aid=1216965737405

Die Sirtfood-Diät

http://www.ncbi.nlm.nih.gov/pubmed/18650557

http://www.phytodoc.de/heilpflanze/isoflavone/neb enwirkungen-wechselwirkungen-gegenanzeigen/

http://www.ncbi.nlm.nih.gov/pubmed/21824950

http://www.fid-gesundheitswissen.de/ernaehrung/soja/die-sojabohne-hat-es-in-sich/101041271/

Dr. Davis: "Weizenwampe" / Goldmann Verlag

http://www.med4you.at/laborbefunde/lbef2/lbef_in sulin.htm

http://www.verbraucherzentrale-berlin.de/acrylamid (Acrylamid in Weizenprodukten)

http://de.wikipedia.org/wiki/Insulinresistenz

http://de.wikipedia.org/wiki/Diabetes_mellitus#Sym ptome_2

http://www.diabetes-heute.uni-duesseldorf.de/fachthemen/entstehungs ausbreitungverbreitung/index.html?TextID=1025

Quelle: Wieso macht die Tomate dick /Dr. Strunz / S. 35

http://de.wikipedia.org/wiki/Fetts%C3%A4uren

http://www.lebensmittellexikon.de/o0.000050.php

Über den Autor

Lizensierter Fitness-Trainer, -**Fitness-Lehrer**-, zertifizierter **"MovNat"-Trainer**, Ausbildung zum Heilpraktiker, Autor, Solopreneur und Digitaler Nomade.

Bereits erschienen (Bücher / eBooks):

Die Matrix-Diät: „Abnehmen m. Körper, Geist & Seele"

Der Smoothie-Guide …ein unterhaltsamer Ratgeber

Xylit „Das süße Wundermittel"
Der Paleo-Lifestyle: Steinzeitfitness im 21. Jahrhundert

Der Matcha Tee: Das grüne Wunder aus Japan

Das Kokosöl: Das Geheimnis äußerer Schönheit, stabiler Gesundheit und grenzenloser Energie

Die Steinzeit-Diät: In 28 Tagen zum Wohlfühlgewicht

Die Smoothie-Diät: Gesund und lecker abnehmen mit selbstgemachten Smoothies

Kolloidales Silber: Das natürliche Antibiotikum für Mensch, Tier und Pflanze

Moringa Baum: Mehr Gesundheit, mehr Energie und jünger aussehen mit dem Wunderbaum

Die Zistrose: Das Wunderkind unter den Heilpflanzen

Omega 3: Die wiederentdeckte Fettsäure gegen Herz-Kreislauferkrankungen, Alzheimer, Depressionen, Arthrose, ADHS und Entzündungen

4SuperFoods: Matcha-Tee, Kokosöl, Moringa-Baum, Zistrose (Sammelband 1)

Vitamin D: Das Superhormon gegen Herz-Kreislauferkrankungen, Krebs, Depressionen, Grippe und mehr…

Projekt Diät: Artgerecht zum Wohlfühlgewicht / Sammelband

4SuperFoods: Vitamin D, Wasser, Gerstengrassaft, Omega 3 (Sammelband 2)

Wasser: Das Lebenselixier für Gesundheit, Vitalität und Wohlbefinden

Das Vitamin K: Das vergessene Vitamin

Der Vitamin D & K Faktor: Der Rundumschutz für chronische Erkrankungen

Krafttraining: Kraft ist die bessere Medizin

Der Detox-Plan: Gesundheit, Lebensenergie und jünger aussehen durch natürliche Entgiftung

Zucker: Die (süße) tödliche Verführung [Fettleibigkeit, ADHS, Herz-Kreislauferkrankungen, Diabetes / WISSEN KOMPAKT]

Kokoswasser: Das Natürliche Elixier des Lebens (Anti-Aging, Entgiftung, Sport, Kokosnuss / WISSEN KOMPAKT)

Die Kokosnuss: Wunderfrucht von den Tropen (Sammelband)

10 Superfoods: Powerfoods für mehr Gesundheit, mehr Lebensenergie und natürliches Anti-Aging (Argan-Öl / Kurkuma / Baobab Affenbrotbaum / Chia Samen und mehr

Kakao: Die wundersame Heilkraft der Kakaobohne

Kokosöl: Das Wunder-Öl in der täglichen Praxis

10 Superfoods 2: Powerfoods für mehr Gesundheit, mehr Lebensenergie und natürliches Anti-Aging

10 Superfoods 3: Powerfoods für mehr Gesundheit

Chia-Samen: Wundersamen für mehr Gesundheit und Lebensenergie

Barfuß-Fitness: Wie unsere Füße unsere Gesundheit beeinflussen

Paleo 30: Mehr Wissen, mehr Erfolg (Steinzeiternährung)

Glutathion: Das Entgiftungs- und Anti-Aging Wunder

Die Kaizen-Diät: In kleinen Schritten zum Wohlfühlgewicht

Paleo Fast-Food: 33 Rezepte aus der Steinzeitküche

Paleo 30: Der ultimative Starter-Guide (Sammelband)

Vorsicht SITZEN: Die unterschätzte Gefahr

Ein gesunder Geist steckt in einem gesunden Körper
Band 1

Ein gesunder Geist steckt in einem gesunden Körper
Band 2

Avocado-Öl: Das wertvolle Pflanzenöl aus der Frucht der Avocado

Krill-Öl: Die neue Generation von Omega-3-Fettsäuren

Die Welt der Öle: Kokosnuss-Öl, Avocado-Öl & Krill-Öl (Sammelband)

Das Tabata-Prinzip: 4-Minuten-Workout für maximale Fitness

10.000 Schritte zum Wohlfühlgewicht: Schritt für Schritt erfolgreich abnehmen

Life Hacks "GESUNDHEIT": 20 präventive Anwendungen für Körper, Geist & Seele

Kurkuma: Das Wundergewürz mit Heilwirkung

OPC: Jung bleiben und alt werden mit dem antioxidativen Wirkstoff aus dem Traubenkern

Camu Camu: Die Vitamin C-reiche Powerfrucht aus den Tropen

MSM: Natürlicher Schwefel gegen chronische Erkrankungen

Vitamin C "Hochdosiert": Das unterschätzte Vitamin in der Ernährungslehre

BIG3: Vemeide diese 3 angeblich gesunden Lebensmittel

Superfoods "Regional": Powerfoods direkt vor unserer Haustür

L-Carnosin: Die geheimnisvolle Aminosäure für ein langes und gesundes Leben

Vitamin B12-Mangel: Die unterschätzte Volkskrankheit

Die Macht der Geduld: Mehr Beharrlichkeit für ein stressfreies und gesundes Leben

Die Stoffwechsel-Strategie: Erfolgreiche Taktiken für einen schnellen Fettstoffwechsel

Old School-Fitness: Lifestyle-Fitness für den Mann ab 40

Das Glücksexperiment: Hin & wieder eine gute Tat

Astaxanthin: Das stärkste Antioxidans der Welt

Homepage:

www.my-kindle-ebooks.de
www.meine-superfoods.com
www.der-paleo-lifestyle.de
www.opc-traubenkernextrakt-test.de

Der "STEINZEIT-DIÄT" Online-Kurs:

www.steinzeit-paleo-diaet.de

Ich gebe Ihnen eine Garantie

Mir ist es sehr wichtig, dass Sie aus diesem Buch den größtmöglichen Nutzen ziehen. Sollten Sie dennoch enttäuscht sein und Sie keinerlei Nutzen verzeichnen könnten, dann schreiben Sie mir eine E-Mail und ich erstatte Ihnen ohne Wenn und Aber den Kaufpreis zurück.

In dieser Hinsicht vertraue ich Ihnen als ehrlichem Menschen.

Bitte um ein Feedback

Eine persönliche Bitte:

- Sollte irgendetwas in diesem Buch nicht stimmen.

- Sollte eine Behauptung nicht richtig sein.

- Haben Sie einen Abschnitt/oder ein Kapitel nicht verstanden?

- Haben Sie sich über einen Satz/einen Abschnitt aufgeregt?

- Habe ich irgendwo undeutliche Formulierungen benutzt?

Und ergänzend alles andere...

Dann nehmen Sie mit mir Kontakt auf:

info@my-kindle-ebooks.de

Dieser Weg ist mir lieber, als wenn der Leser dieses Buch mit negativen Gefühlen beschließt.

Rechtliches

Der Autor übernimmt keine juristische Verantwortung und keinerlei Haftung für Schäden, die aus der Benutzung dieses E-Books / Buch entstehen. Außerdem ist der Autor nicht verpflichtet, Folge- oder mittelbare Schäden zu ersetzen.

Gewerbliche Kennzeichen- und Schutzrechte bleiben von diesem Titel unberührt.

Das Werk ist einschließlich aller Teile urheberrechtlich geschützt. Das vorliegende Werk dient nur dem privaten Gebrauch. Alle Rechte, auch die der Übersetzung, des Nachdrucks und der Vervielfältigung dieses Titels oder von Teilen daraus, verbleiben beim Autor.

Ohne die schriftliche Einwilligung des Autors darf kein Teil dieses Dokumentes in irgendeiner Form oder auf irgendeine elektronische oder mechanische Weise für irgendeinen Zweck vervielfältigt werden.

Haftungsausschluss/Disclaimer

Der Besuch unserer Seiten kann nicht den Arzt ersetzen. Suchen Sie bei unklaren oder heftigen Beschwerden unbedingt einen Arzt auf! Die Informationen auf unseren Seiten sind vom Autor und Verlag sorgfältig recherchiert und zusammengestellt worden.

Dennoch kann keine Garantie übernommen werden. Die hier dargestellten Informationen dienen nicht Diagnosezwecken oder als Therapieempfehlung. Eine Haftung des Autors und Verlages für Personen-, Sach- und Vermögensschäden durch die Gesundheitstipps und Rezepte auf unseren Seiten wird ausgeschlossen.

Herausgeber:

Michael Iatroudakis
Am Schmittsberg 14
68519 Viernheim
Tel.: Auf Anfrage

Email: info@my-kindle-ebooks.de

www.ingramcontent.com/pod-product-compliance
Lightning Source LLC
Chambersburg PA
CBHW072134280526
45788CB00002B/639